袪溼要方 五苓散

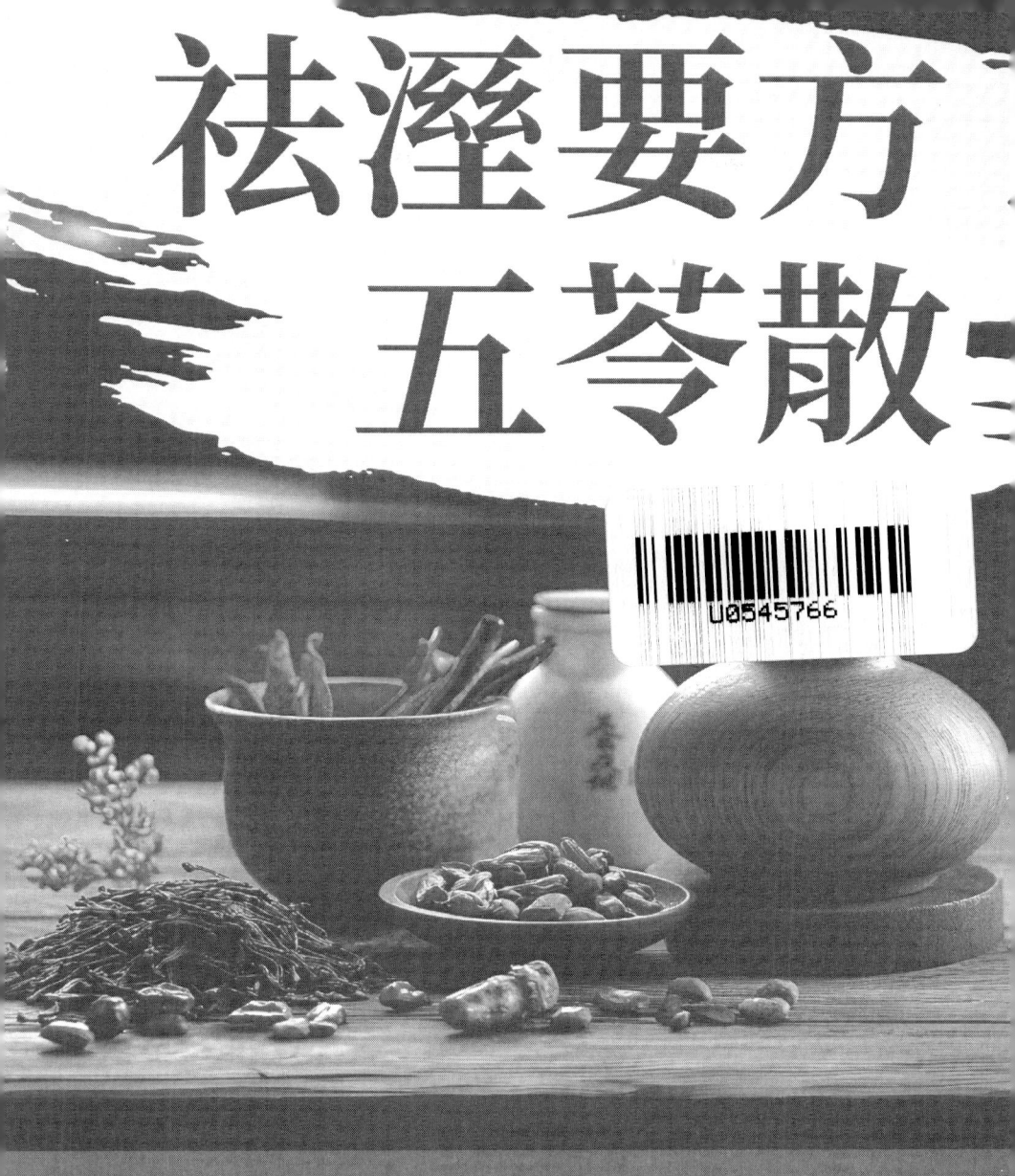

楊建宇，陶弘武，李瑞琪　主編

【溫陽化氣，滲溼利水】
五苓散平衡體內水液代謝
從經典醫籍到現代研究皆有驗證！

目錄

■ **上篇　經典回顧**

第一章　基礎概述 …………………………………… 007

第二章　藥理基礎與運用 …………………………… 029

第三章　源流探究與方劑解析 ……………………… 055

■ **中篇　臨證新論**

第一章　五苓散臨床概說 …………………………… 073

第二章　臨證思維與實踐 …………………… 105

第三章　臨床各論詳解 ……………………………115

■ **下篇　現代研究**

第一章　現代實驗研究 ……………………………… 257

第二章　經方臨床應用研究 ………………………… 271

■ **參考文獻**

目錄

上篇

經典回顧

　　本篇從三個部分對五苓散進行論述：第一章第一節溯本求源部分從經方出處、方名釋義、藥物組成、使用方法、方歌等方面對其進行系統整理；第二節經方集注選取了歷代醫家對經方的代表性闡釋；第三節類方簡析對臨床中較常用的五苓散類方進行了簡要分析。第二章對組成五苓散的主要藥物的功效與主治，以及作用機制進行了闡釋，對五苓散的功效進行剖析。第三章對五苓散的源流進行了整理，對古代醫家方論和現代醫家方論進行了論述。

上篇　經典回顧

第一章

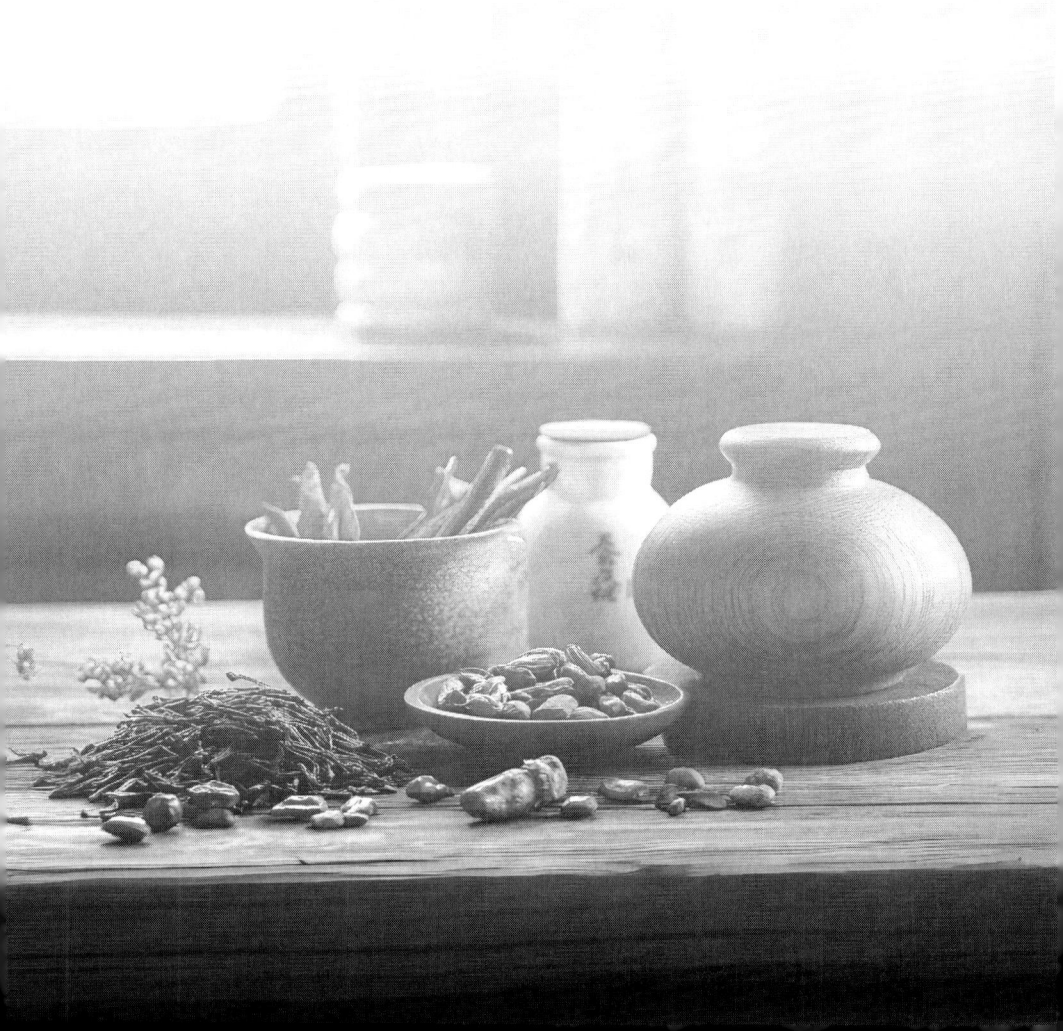

基础概述

第一節　溯本求源

一、經方出處

《傷寒論》

太陽病，發汗後，大汗出，胃中乾，煩躁不得眠，欲得飲水者，少少與飲之，令胃氣和則癒。若脈浮，小便不利，微熱消渴者，五苓散主之。（71）

發汗已，脈浮數煩渴者，五苓散主之。（72）

傷寒，汗出而渴者，五苓散主之；不渴者，茯苓甘草湯主之。（73）

中風發熱，六七日不解而煩，有表裏證，渴欲飲水，水入則吐者，名曰水逆，五苓散主之。（74）

病在陽，應以汗解之，反以冷水潠之若灌之，其熱被劫不得去，彌更益煩，肉上粟起，意欲飲水，反不渴者，服文蛤散；若不差者，與五苓散。寒實結胸，無熱證者，與三物小陷胸湯。（141）

本以下之，故心下痞，與瀉心湯。痞不解，其人渴而口燥煩，小便不利者，五苓散主之。一方云，忍之一日乃癒。（156）

太陽病，寸緩關浮尺弱，其人發熱汗出，復惡寒，不嘔，但心下痞者，此以醫下之也。如其不下者，病人不惡寒而渴

者，此轉屬陽明也。小便數者，大便必鞕，不更衣十日，無所苦也。渴欲飲水，少少與之，但以法救之。渴者，宜五苓散。（244）

霍亂，頭痛發熱，身疼痛，熱多欲飲水者，五苓散主之；寒多不用水者，理中丸主之。（386）

《金匱要略》

假令瘦人，臍下有悸，吐涎沫而癲眩，此水也，五苓散主之。《痰飲咳嗽病脈證并治第十二》

脈浮，小便不利，微熱消渴者，宜利小便、發汗，五苓散主之。《消渴小便不利淋病脈證并治第十三》

渴欲飲水，水入則吐者，名曰水逆，五苓散主之。《消渴小便不利淋病脈證并治第十三》

黃疸病，茵陳五苓散主之。《黃疸病脈證并治第十五》

二、方名釋義

本方由五味藥組成，以「令」水行，故名「五苓散」。成無己云：苓，令也，號令之令矣。通行津液，克伐腎邪，專為號令者，苓之功也。五苓之中，茯苓為主，故曰五苓散。

三、藥物組成

豬苓十八銖（去皮），澤瀉一兩六銖，白朮十八銖，茯苓十八銖，桂枝半兩（去皮）。

四、使用方法

上五味，搗為散，以白飲和服方寸匕，日三服，多飲暖水，汗出癒。如法將息。

五、方歌

豬朮茯苓十八銖，澤宜一兩六銖符，

桂枝半兩磨調服，暖水頻吞汗出蘇。（《長沙方歌括》）

第二節　經方集注

太陽病，發汗後，大汗出，胃中乾，煩躁不得眠，欲得飲水者，少少與飲之，令胃氣和則癒。若脈浮，小便不利，微熱消渴者，五苓散主之。(71)

張錫駒

太陽病，發汗後，大汗出，胃中乾，煩躁不得眠，欲得飲

水者，少少與飲之，令胃氣和則癒。若脈浮小便不利，微熱，消渴者，五苓散主之。（《傷寒論直解》）

吳謙

太陽病，發汗後，或大汗出，皆令人津液內竭，胃中乾，煩躁不得眠，欲得飲水，當少少與之，以滋胃燥，令胃氣和，則可癒也。倘與之飲，胃仍不和，若脈浮，小便不利，微熱消渴者，則是太陽表邪未罷，膀胱裏飲已成也。《經》曰：「膀胱者，津液之府，氣化則能出矣。」今邪熱熏灼，燥其現有之津，飲水不化，絕其未生之液，津液告匱，求水自救，所以水入即消，渴而不止也。用五苓散者，以其能外解表熱，內輸水府，則氣化津生，熱渴止而小便利矣。（《醫宗金鑑》）

徐靈胎

胃中乾而欲飲，此無水也，與水則癒；小便不利而欲飲，此蓄水也，利水則癒。同一渴，而治法不同，蓋由同一渴，而渴之象不同，及渴之餘症，亦各不同也。（《傷寒論類方》）

朱肱

凡病非大渴不可與水，若小渴咽乾者，只小呷滋潤之，令胃中和。若大渴，煩躁甚，能飲一斗者，與五升飲之。若全不與，則乾燥無由作汗，發喘而死。常人見因渴飲水得汗，小渴遂劇飲之，致停飲心下，滿結喘死者甚眾，當以五苓散。（《類證活人書》）

上篇　經典回顧

王肯堂

太陽經也,膀胱腑府也,膀胱者,溺之室也,五苓散者,利溺藥也。膀胱者,津液之府,故東垣以渴為膀胱經本病。然則治渴者,當瀉膀胱之熱,瀉膀胱之熱者,利小便而已矣。(《傷寒證治準繩》)

發汗已,脈浮數煩渴者,五苓散主之。(72)

張志聰

承上文而言,不但脾氣虛微,小便不利者,五苓散主之;即脈浮數而證煩渴者,亦五苓散主之。蓋發汗而渴,津液渴於胃,必借脾氣之轉輸,而後能四布也。(《傷寒論集注》)

吳謙

發汗已,為太陽病已發過汗也,脈浮數,知邪仍在表也。若小便利而煩渴者,是初入陽明,胃熱,白虎湯證也;今小便不利而煩渴,是太陽府病,膀胱水蓄,五苓證也,故用五苓散,如法服之,外疏內利,表裏均得解矣。(《醫宗金鑑》)

錢潢

五苓散凡六見於論中,皆以之專治太陽渴證,而兼利小便者,以氣化言也。蓋因深明經義,知陰陽升降,天地氣交之妙,默會膀胱為州都之官,津液藏焉,氣化則能出矣,及三焦為決瀆之官,水道出焉之奧義,故知氣上騰而為津液涕唾則不渴,氣下降而成水,液則便瀉,所謂氣化之功也。若下焦無蒸騰之

用，是腎臟之地氣不升，則上焦無氣液之潤而渴矣。地氣既不升騰，則肺臟之天氣不降，無雨露之施，而小便不利矣。是以太陽之表，為膀胱之經，膀胱為腎之腑，過發其汗，衛陽敗泄，真陽虛衰，下焦無火，腎氣不蒸，故上無津液而渴也。其立方之義，用桂以助腎臟蒸騰之氣，更用諸輕淡以沛肺家下降之功，使天地陰陽之氣交通，氣化流行。而上下之氣液皆通矣。（《傷寒溯源集》）

傷寒，汗出而渴者，五苓散主之；不渴者，茯苓甘草湯主之。(73)

張志聰

此釋上文之義，而申明助脾調胃之不同也。夫汗出而渴者，乃津液之不能上輸，用五苓散主之以助脾；不渴者，津液猶能上達，但調中和胃可也，茯苓甘草湯主之，方中四味主調和中胃而通利三焦。（《傷寒論集注》）

吳謙

傷寒發汗後，脈浮數，汗出，煩渴，小便不利者，五苓散主之（今唯曰汗出者，省文也）。渴而不煩，是飲盛於熱，故亦以五苓散主之，利水以化津也；若不煩且不渴者，是裏無熱也，唯脈浮數，汗出，小便不利，是榮衛不和也，故主以茯苓甘草湯和表以利水也。（《醫宗金鑑》）

中風發熱，六七日不解而煩，有表裏證，渴欲飲水，水入則吐者，名曰水逆，五苓散主之。(74)

方有執

吐，伏飲內作，故外者不得入也。蓋飲亦水也，以水得水，湧溢而為格拒，所以謂之曰水逆也。(《傷寒論條辨》)

柯琴

邪水凝結於內，水飲拒絕於外，既不能外輸於玄府，又不能上輸於口舌，亦不能下輸於膀胱，此水逆所由名也。(《傷寒來蘇集》)

黃元御

中風發熱，六七日經盡不解，而且煩渴思飲，外而發熱，是有表證，內而作渴，是有裏證。內渴欲飲水，而水入則吐者，是有裏水瘀停也，此名水逆。由舊水在中，而又得新水，以水濟水，正其所惡，兩水莫容，自當逆上也。五苓散，桂枝行經而發表，白朮燥土而生津，二苓、澤瀉行水而泄溼也。多服暖水，蒸泄皮毛，使宿水亦從汗散，表裏皆癒矣。(《傷寒懸解》)

病在陽，應以汗解之，反以冷水潠之若灌之，其熱被劫不得去，彌更益煩，肉上粟起，意欲飲水，反不渴者，服文蛤散；若不差者，與五苓散。寒實結胸，無熱證者，與三物小陷胸湯。(141)

汪琥

病在陽者，為邪熱在表也，法當以汗解之，醫反以冷水噀之，噀者，口含水噴也，若灌之，灌，澆也，灌則更甚於噀

矣。表熱被水止劫則不得去，不得去者，陽邪無出路也。邪無從出，其煩熱必更甚於未用水之前矣。彌更益者，猶言甚之極也。水寒之氣客於皮膚，則汗孔閉，故肉上起粒如粟也。意欲飲水不渴者，邪熱雖甚，反為水寒所制也。意欲飲水者，先與文蛤散，以解其彌甚之煩熱。若不瘥者，水寒與熱相搏，下傳太陽之府，與五苓散內以消之，外以散之，乃表裏兩解之法也。其不下傳於府者，必上結於胸，為寒實結胸，以水體本寒，故曰寒也。究竟水寒之氣與邪熱相搏而結實於胸，非真寒結胸也。無熱證者，成注云，在外無熱，言其熱悉收斂於裡也，故與黃連半夏瓜蔞實三物小陷胸湯以泄熱散結。白散亦可服者，此言熱結甚，用小陷胸湯；如熱不甚而結飲多，即可用白散之辛溫，以開其結、下其水也。（《傷寒論辯證廣注》）

尤在涇

病在陽者，邪在表也，當以藥取汗，而反以冷水噀之，或灌濯之，其熱得寒被劫而又不得竟去，於是熱伏水內而彌更益煩，水居熱外而肉上粟起。而其所以為熱，亦非甚深而極盛也，故意欲飲水而口反不渴，文蛤咸寒而性燥，能去表間水熱互結之氣。若服之而不瘥者，其熱漸深，而內傳入本也。五苓散辛散而淡滲，能去膀胱與水相得之熱。若其外不鬱於皮膚，內不傳於膀胱，則水寒之氣必結於胸中，而成寒實結胸，寒實者，寒邪成實，與結胸熱實者不同，審無口燥渴煩等證見者，當與三物白散溫下之劑，以散寒而除實也。（《傷寒貫珠集》）

本以下之，故心下痞，與瀉心湯。痞不解，其人渴而口燥煩，小便不利者，五苓散主之。一方云，忍之一日乃癒。(156)

成無己

本因下後成痞，當與瀉心湯除之。若服之痞不解，其人渴而口燥煩，小便不利者，為水飲內蓄，津液不行，非熱痞也。與五苓散發汗散水則癒。一方忍之，一日乃癒者，不飲水者，外水不入，所停之水得行，而痞亦癒也。(《注解傷寒論》)

方有執

瀉心湯者，本所以治虛熱之氣痞也，治痞而痞不解，則非氣聚之痞可知矣。渴而口燥煩，小便不利者，津液澀而不行，伏飲停而凝聚，內熱甚而水結也。五苓散者，潤津液而滋燥渴，導水飲而蕩結熱，所以又得為痞滿之一治也。(《傷寒論條辨》)

太陽病，寸緩關浮尺弱，其人發熱汗出，復惡寒，不嘔，但心下痞者，此以醫下之也。如其不下者，病人不惡寒而渴者，此轉屬陽明也。小便數者，大便必鞕，不更衣十日，無所苦也。渴欲飲水，少少與之，但以法救之。渴者，宜五苓散。(244)

成無己

太陽病，脈陽浮陰弱，為邪在表。今寸緩、關浮、尺弱，邪氣漸傳裏，則發熱汗出。復惡寒者，表未解也。傳經之邪入裏，裏不和者必嘔；此不嘔，但心下痞者，醫下之早，邪氣

留於心下也。如其不下者，必漸不惡寒而渴，太陽之邪轉屬陽明也。若吐、若下、若發汗後，小便數，大便硬者，當與小承氣湯和之。此不因吐下、發汗後，小便數，大便硬，若是無滿實，雖不更衣十日，無所苦也。候津液還入胃中，小便數少，大便必自出也。渴欲飲水者，少少與之，以潤胃氣，但審邪氣所在，以法救之。如渴不止，與五苓散是也。(《注解傷寒論》)

喻嘉言

不惡寒而渴，邪入陽明審矣。然陽明津液既偏滲於小便，則大腸失其潤，而大便之鞕與腸中熱結，自是不同，所以旬日不更衣，亦無苦也。以法救之，救其津液也，與水及用五苓，即其法也。五苓，利水者也，其能止渴而救津液者何也？蓋胃中之邪熱，既隨小水而滲下，則利其小水，而邪熱自消矣，邪熱消則津回而渴止，大便且自行矣，正《內經》「通因通用」之法也……今世之用五苓者，但知水穀偏注於大腸，用之利水而止泄，至於津液偏滲於小便，用之消熱而回津者則罕，故詳及之。(《尚論篇》)

張志聰

但以法救之者，或滋其燥渴，或行其津液。夫五苓散既行津液，復滋燥渴，故又曰渴者，宜五苓散。(《傷寒論集注》)

霍亂，頭痛發熱，身疼痛，熱多欲飲水者，五苓散主之；寒多不用水者，理中丸主之。(386)

尤在涇

霍亂該吐下而言。頭痛發熱，身疼痛，則霍亂之表證也，而有熱多寒多之分。以中焦為陰陽之交，故或從陽而多熱，或從陰而多寒也。熱多則渴欲飲水，故與五苓散，去水而泄熱；寒多則不能勝水而不欲飲，故與理中丸，爆土以勝水。（《傷寒貫珠集》）

張志聰

此言霍亂、傷寒雖有寒熱之殊，皆當治其脾土之義。霍亂者，嘔吐而利也。頭痛、發熱、身疼痛者，霍亂而兼傷寒也。夫霍亂則中土先虛後病，陽明本燥之氣，熱多而渴欲飲水者，當主五苓散，助脾土之氣，散精於上以滋渴熱；不得陽明本燥之氣，寒多而不用水者，當主理中丸，補脾土之虛以溫中胃。五苓者，五位中央；散者，散於肌腠；理中者，理其中焦；丸者，彈丸似土，雖有寒熱之殊，皆當治其脾土者如此。（《傷寒論集注》）

錢潢

此又承上文言有表證之霍亂，頭痛、發熱、身疼而不惡寒者，既不轉入陰經，而反熱多欲飲水者，非陽明胃熱渴欲飲水之證也。蓋因本系表裏均受寒邪而致霍亂，所以上吐下利，今其頭痛、發熱、身疼之太陽表證尚在，因寒邪內犯太陽之腑，故膀胱為津液之所藏。寒在下焦，氣液不能上騰而為涕唾，所以虛陽在上，熱多而欲飲水，即如「太陽中篇」所謂脈浮數而煩

渴者，五苓散主之之義也。故以桂肉之辛熱，助下焦腎中蒸騰之陽氣，而以四苓沛肺家下行之水，如此則腎中之地氣上升而渴自止，肺臟之天氣下降而便自利矣。苟非長沙之聖，孰有不認為胃無津液，而用寒涼以濟之者耶？然後賢猶未達五苓之義而不敢用，每改桂為桂枝，良可慨也。（《傷寒溯源集》）

徐靈胎

霍亂之證，皆由寒熱之氣不和，陰陽格拒，上下不通，水火不濟之所致，五苓所以分其清濁，理中所以壯其陽氣，皆中焦之治法也。（《傷寒論類方》）

方有執

熱多欲飲水者，陽邪勝也；寒多不用水者，陰邪勝也。五苓散者，水行則熱泄，是亦兩解之謂也。（《傷寒論條辨》）

《金匱要略》

假令瘦人，臍下有悸，吐涎沫而癲眩，此水也，五苓散主之。（《痰飲咳嗽病脈證并治第十二》）

徐彬

瘦人則腹中原少溼也，然而臍下有悸，悸者，微動也。此唯傷寒發汗後，欲作奔豚者，有臍下悸，或心氣傷者，勞倦則發熱，當臍跳。今內無積溼，外無表陷，又非心氣素傷，而忽臍下悸，論理，上焦有水，不宜證見於臍，乃上仍吐涎沫，甚且顛眩，明是有水在中間，故能上為涎沫，為顛眩，下為臍下

悸。蓋心為水逼，腎乘心之虛而作相陵之勢，故曰此水也。因以桂、苓伐腎邪，豬苓、澤瀉、白朮瀉水而健胃，比痰飲之苓桂朮甘湯，去甘草，加豬、澤。彼重溫藥和胃，此則急於去水耳。且云飲暖水，汗出癒，內外分消其水也。（《金匱要略論注》）

尤在涇

瘦人不應有水，而臍下悸，則水動於下矣；吐涎沫則水逆於中矣；甚則顛眩，則水且犯於上矣。形體雖瘦，而病實為水，乃病機之變也。顛眩即頭眩。苓、朮、豬、澤，甘淡滲泄，使腸間之水從小便出，用桂者，下焦水氣非陽不化也。曰多服暖水汗出者，蓋欲使表裏分消其水，非挾有表邪而欲兩解之謂。（《金匱要略心典》）

吳謙

悸者，築築然跳動病也。上條心下有悸，是水停心下為病也；此條臍下有悸，是水停臍下為病也。若欲作奔豚，則為陽虛，當以茯苓桂枝甘草大棗湯主之；今吐涎沫，水逆胃也，顛眩，水阻陽也，則為水盛，故以五苓散主之。（《醫宗金鑑》）

脈浮，小便不利，微熱消渴者，宜利小便、發汗，五苓散主之。

渴欲飲水，水入則吐者，名曰水逆，五苓散主之。（《消渴小便不利淋病脈證并治第十三》）

尤在涇

熱渴飲水，水入不能已其熱，而熱亦不能消其水，於是水與熱結，而熱浮水外，故小便不利，而微熱消渴也。五苓散利其與熱俱結之水，兼多飲暖水取汗，以去其水外浮溢之熱，熱除水去，渴當自止。

熱渴飲水，熱已消而水不行，則逆而成嘔，乃消渴之變證。曰水逆者，明非消渴而為水逆也，故亦宜五苓散去其停水。（《金匱要略心典》）

吳謙

脈浮，病生於外也。脈浮微熱，熱在表也。小便不利，水停中也，水停則不化津液，故消渴也。發表利水，止渴生津之劑，唯五苓散能之。（《醫宗金鑑》）

黃疸病，茵陳五苓散主之。（《黃疸病脈證并治第十五》）

徐彬

此表裏兩解之方，然五苓中有桂、朮，乃為稍涉虛者設也。但治黃疸不貴補，存此備虛證耳。（《金匱要略論注》）

尤在涇

此正治濕熱成癉者之法，茵陳散結熱，五苓利水去濕也。（《金匱要略心典》）

吳謙

　　黃疸病之下，當有「小便不利者」五字，茵陳五苓散方有著落，必傳寫之遺。黃疸病，脈沉腹滿在裏者，以大黃硝石湯下之；脈浮無汗在表者，以桂枝加黃耆湯汗之；小便不利者，不在表裏，故以茵陳五苓散主之。（《醫宗金鑑》）

第三節　類方簡析

　　五苓散的代表性類方有苓桂朮甘湯、茯苓澤瀉湯、豬苓散、豬苓湯等，下面逐一進行簡析。

一、苓桂朮甘湯

　　組成：茯苓四兩，桂枝三兩，白朮三兩（《長沙方歌括》為二兩），甘草二兩。

　　用法：上四味，以水六升，煮取三升，分溫三服，小便則利。

　　功用：溫陽化飲，健脾利溼。

　　主治：中陽不足之痰飲。胸脅支滿，目眩心悸，短氣而咳，舌苔白滑，脈弦滑或沉緊。

　　鑑別：本方所治療的「心下有痰飲」、「目眩」與五苓散所治

療的「心下痞」、「臍下悸」、「癲眩」，都是胃內有停水和眩暈的表現，但五苓散脈象多浮數且常伴有嘔吐，本方則脈沉緊且不嘔不吐。再從方劑的組成來看，本方與五苓散共有茯苓、桂枝、白朮三味藥，本方有甘草，而五苓散則有豬苓和澤瀉。且本方湯劑藥物的用量明顯大於五苓散，故本方甘草與桂枝、茯苓配伍能夠治療氣上衝，而五苓散更有豬苓和澤瀉等利尿藥。故五苓散偏於治療胃內停水為主，而苓桂朮甘湯則擅長治療「氣上衝」的眩暈等症。本方還能治療短氣有微飲，《金匱要略》曰「夫短氣有微飲，當從小便去之，苓桂朮甘湯主之；腎氣丸亦主之」。又據本方的方後注「小便則利」和上條「當從小便去之」可知苓桂朮甘湯的取效以小便利為準，而五苓散則「有汗出」為痊癒的象徵。

方解：方中茯苓健脾滲淡利溼；桂枝溫陽降逆，並助茯苓氣化以行水；白朮健脾燥溼，使中焦健運，則水溼自除；炙甘草，健脾補中，調和諸藥。

方歌：

病因吐下氣衝胸，其則頭眩身振從。

茯四桂三朮草二，溫中降逆效從容。（《長沙方歌括》）

二、茯苓澤瀉湯

組成：茯苓半斤，澤瀉四兩，甘草二兩，桂枝二兩，白朮二兩（《金匱方歌括》白朮三兩），生薑四兩。

用法：上六味，以水一斗，煮取三升，納澤瀉，再煮取二升半，溫服八合，日三服。

功用：水瀅阻格，胃氣不降。

主治：胃反，吐而渴欲飲水者。

鑑別：本方之原文首冠「胃反」二字，乃是反覆嘔吐之謂；其「吐而渴欲飲水」，主症就是嘔吐，渴欲飲水則是其特徵。五苓散證的條文有「渴欲飲水，水入則吐者，名曰水逆，五苓散主之」。也有口渴欲飲和嘔吐，這與茯苓澤瀉湯相同，兩者都有胃內停水的症狀表現，但五苓散還常伴有發熱、脈浮，常發生在外感病症的過程當中，而本方則多數沒有發熱等表證，主要見於內傷雜病。再從方劑的組成來看，本方和五苓散共有茯苓、澤瀉、桂枝和白朮四味藥，五苓散有豬苓，而本方有甘草和生薑。甘草協助桂枝、茯苓治療氣上衝，生薑能降氣止嘔、宣散水飲；而豬苓則尤其擅於止渴。由此可見，兩者雖然都有胃內停水，但五苓散口渴明顯而為主症且常伴有小便不利，本方卻以嘔吐為主症，並且反覆嘔吐。茯苓澤瀉湯「吐而渴欲飲水」，本來「先嘔卻渴者，此為欲解」，但由於是胃反，雖然飲水，口渴卻未必能夠減輕，反而也導致飲入之水不能下行而反覆嘔吐，吐後更渴，惡性循環，說明病情較重，其原因多是有器質性病變，如幽門阻塞等；而五苓散證多是飲水而吐，即「先渴卻嘔者，為水停心下，此屬飲家」，僅是水飲停於心下，病情較輕。又本方不僅吐水，且兼吐食；而五苓散則以吐水為主，可以不吐食。

方解：苓澤白朮以泄水湮，生薑炙草降胃止吐，桂枝達木氣以行小便也。

方歌：

吐方未已渴頻加，苓八生薑四兩誇。
二兩桂甘三兩朮，澤鬚四兩後煎嘉。（《金匱方歌括》）

三、豬苓散

組成：豬苓、茯苓、白朮各等分。

用法：上三味，作為散，飲服方寸匕，日三服。

功用：健脾利水。

主治：嘔吐，膈上有停飲，吐後欲飲水。

鑑別：本方「嘔吐而病在膈上」，並非因為嘔吐而後導致膈上疾病，而是膈上有病而出現嘔吐；「後思水者，解」，就是「先嘔卻渴者，此為欲解」之意，「急與之」水，這也與《傷寒論》第71條所說「少少與飲之，令胃氣和則癒」類似，輕者少少與飲可解；但仍「思水者」，以「豬苓散主之」即癒。而五苓散證「先渴卻嘔者，為水停心下，此屬飲家」以五苓散化飲利水之後，飲消則雖渴飲水亦不嘔了。再從藥物的組成來看，本方再加桂枝和澤瀉即是五苓散，沒有澤瀉，則利尿的作用不及五苓散，再沒有桂枝，既不治療發熱和氣上衝，溫陽化飲的力量也明顯不足。

方解：豬苓散利水散飲，配伍茯苓和白朮健脾利水。

方歌：

嘔餘思水與之佳，過與須防飲氣乖。

豬朮茯苓等分搗，飲調寸匕自和諧。（《金匱方歌括》）

四、豬苓湯

組成：豬苓（去皮）、茯苓、阿膠、滑石（碎）、澤瀉各一兩。

用法：上五味，以水四升，先煮四味，取二升，去滓，內下阿膠烊消，溫服七合，日三服。

功用：利水，養陰，清熱。

主治：水熱互結證。小便不利，發熱，口渴欲飲，或心煩不寐，或兼有咳嗽、嘔惡、下利，舌紅苔白或微黃，脈細數。又治血淋，小便澀痛，點滴難出，小腹滿痛者。

鑑別：《傷寒論》第223條及《金匱要略·消渴小便不利淋病脈證并治》第13條描述的症狀「脈浮發熱，渴欲飲水，小便不利者」與五苓散的主要症狀相似，同樣有「脈浮」、「發熱」、「口渴」、「小便不利」等症狀，但五苓散還常有嘔吐症狀，這在豬苓湯中一般不會出現。傳統的看法，五苓散的主治偏於上焦，豬苓湯的主治則偏於下焦，這個認知與豬苓湯多數用於淋證，而五苓散多用於蓄水證、水逆證的臨床實際相一致。另外，五苓散所治療的小便不利，多數為尿量的減少，一般不伴有小便的淋痛等症狀，而豬苓湯則常以小便的淋痛症狀為主。

再根據兩方的藥物組成，兩方共有藥物是豬苓、茯苓、澤瀉，五苓散還有桂枝、白朮，皆為溫藥，方劑的病性偏寒，有桂枝則主要能加強解表和利水的功效，擅於治療「氣上衝」的症狀如嘔吐、頭暈等，白朮則健脾；而豬苓湯則有阿膠和滑石，滑石性寒，致使方劑的病性也偏熱，滑石能清熱而又專於利小便，阿膠擅於止血而治療尿血的症狀。兩者病位有偏上、偏下之別，病性有寒、熱之別，治療的病症也不同，總之，兩者還是比較容易鑑別的。

方解：方中以豬苓、茯苓滲溼利水為君；滑石、澤瀉通利小便，泄熱於下為臣，君臣相配，既能分消水氣，又可疏泄熱邪，使水熱不致互結。阿膠滋陰潤燥，既益已傷之陰，又防諸藥滲利重傷陰血。

方歌：

澤膠豬茯滑相連，咳嘔心煩渴不眠。

煮好去滓膠後入，育陰利水法兼全。（《長沙方歌括》）

上篇　經典回顧

第二章

藥理基礎與運用

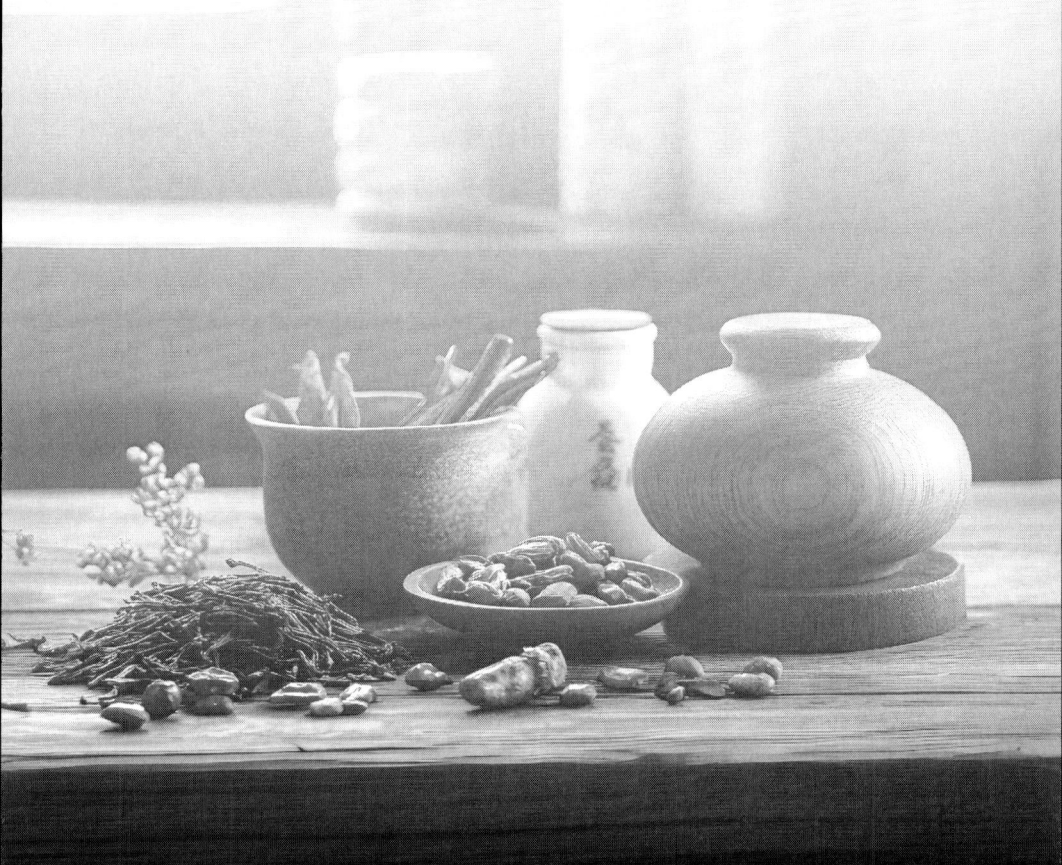

第一節　主要藥物的主治與功效

本方由茯苓、澤瀉、桂枝、白朮、豬苓五味藥組成，用量最大的是澤瀉。

一、澤瀉

澤瀉主治冒眩而口渴、小便不利者。

冒，為帽的古字，有戴、覆、蓋罩、蒙等含義。冒眩，即頭暈目眩，並覺有帽在頭，有重壓感、沉重感，也有如物蒙罩、眼前發黑等。口渴，即有渴感，但不能多飲水，或只能飲熱水，否則，上腹部發脹。小便不利，為小便量少，患者多見面目虛浮，或下肢水腫。其人面色多黃暗，肌肉鬆軟，體型肥胖，動則氣短。其舌體多偏大，質淡紅。

仲景用澤瀉，多與白朮、茯苓、豬苓合用，主治小便不利。四藥的區別在於：澤瀉主冒眩，白朮主渴，茯苓主悸，豬苓主淋。澤瀉配白朮主治冒眩而渴；配茯苓治冒眩而悸；配茯苓、豬苓治小便不利、眩悸而渴。

二、茯苓

茯苓主治眩悸、口渴而小便不利者。

眩，其義有二，一為眩暈，指患者出現旋轉感、上下或左

第二章　藥理基礎與運用

右晃動感、傾斜感、地動感、如坐舟中感等，多伴有噁心嘔吐；一為幻覺，因眩古時候又讀作「ㄏㄨㄢˋ」，通「幻」，所以目眩還有視物怪異感、恐怖感、恍惚感等，多伴有驚悸、多噩夢等。悸，指跳動，如心慌、心悸、臍腹動悸、肌肉跳動等。眩悸者，常常伴有心神不安、多夢易驚、恍惚健忘等症狀。

　　茯苓還治口渴及小便不利。其渴感並不嚴重，唯口內少津而思飲，雖飲而不多，多飲則覺得胸腹脹滿而短氣。或口渴與嘔吐並見。所謂小便不利，即小便的量、排尿次數等發生異常，如小便量少，尿次減少或小便不暢，出現尿痛、尿急等症狀，並可伴有水腫。小便次數不多且量少，同時大便多溏薄或如水樣，或雖便祕而先乾後溏。患者常見水腫，或水腫貌。

　　使用茯苓，可不問體型胖瘦，但須察舌。其人舌體多胖大，邊有齒痕，舌面較溼潤，黃煌教授稱之為「茯苓舌」。胖人舌體大，固然多茯苓證；瘦人見舌體胖大者，茯苓證更多見。其舌有齒痕，舌體胖大伴有水腫、腹瀉者多為五苓散證、苓桂朮甘湯證；舌體瘦小而有齒痕，伴有腹脹、失眠、咽喉異物感者，多為半夏厚朴湯證。

　　仲景使用茯苓多入複方。配半夏治療眩、悸，配白朮治療口渴，配豬苓、澤瀉治療小便不利，配桂枝、甘草治療臍下悸。

　　仲景使用茯苓，湯劑量較大，尤其是用於悸、口渴吐水以及四肢腫等，如茯苓桂枝甘草大棗湯用至半斤，茯苓澤瀉湯也用至半斤，防己茯苓湯則用至六兩。而用於散劑，則用量甚小。

茯苓證與白朮證頗多相似之處，故仲景使用茯苓多與白朮同用。所不同之處是：白朮重在治渴，茯苓重在治悸，故前人稱白朮能健脾生津，而茯苓能安神利水；腹滿者用茯苓而不用白朮，關節腫痛用白朮而少用茯苓，故茯苓能治飲停心下，白朮能治水氣在肌表。

三、白朮

　　白朮主治渴而下利者，兼治冒眩、四肢沉重疼痛、短氣、心下逆滿、小便不利、水腫。

　　所謂渴，指自覺的渴感，想飲水，想飲熱開水，但喝不多，或漱口而已。心下常常痞滿不適，喝水後更難受，胃內發脹，有水聲，甚至吐水，或多喝水以後常常出現面部輕度水腫，舌面並不像白虎加人參湯證那樣乾燥無津或苔糙舌裂，而是舌面常有薄白苔，舌質也不紅，舌體較大而且胖，常常邊有齒痕。下利，即腹瀉，大便呈水樣，或大便溏薄不成形、糞體鬆散而不黏臭，或先乾後溏。渴而下利，是使用白朮的必見證。如口渴而大便乾結如慄，或煩渴引飲，均非白朮主治。

　　冒眩，即身體困重，頭暈眼花，如坐舟車。或嘔吐清水，或腰腹沉重，或有關節疼痛。患者肌肉鬆軟，常訴說身體困重，懶於活動，動則易汗出。短氣，即氣短無力，易於疲乏倦怠，稍動則氣喘吁吁。心下逆滿，指上腹部發脹，尤其是在喝水之後，食慾不振，甚至吐水或清涎。小便不利，是指小便量

少及排泄不暢。

　　白朮與黃耆的主治相似，均能利水，均可治療水腫、小便不利、口渴、眩暈等症。其區別在於，黃耆主治在表之水，故水腫、汗出比較明顯，而白朮主治在裏之水，故以口渴、眩暈、身重、大便性狀改變較為明顯。

　　使用白朮不論體型胖瘦，患者多呈黃腫貌，肌肉鬆軟，容易水腫，特別是早晨尤為明顯，如眼瞼水腫。另外，必見舌體胖大而淡，或邊有齒痕，或舌面白苔，或舌面水滑。

四、豬苓

　　豬苓主治小便不利者。

　　豬苓所主治的小便不利，指小便量少，次數或多或少，顏色或濃或淡，大多伴有排尿澀痛，或排不爽等不適感。這種病症，亦稱為「淋」。後世《小品方》用單味豬苓治子淋，《子母祕錄》用單味豬苓治妊娠從腳上至腹腫，小便不利，微渴引飲。可見豬苓主治的小便不利，多有水腫及小便淋痛。

　　仲景豬苓方僅三方，三方均有豬苓、茯苓，主治小便不利。茯苓配伍面較廣，可與黃耆、白朮、桂枝、附子、半夏、厚朴、柴胡、豬苓、澤瀉、人參、甘草、乾薑、芍藥等藥物同用，可治眩、悸、下利；但豬苓配伍面窄，僅與茯苓、澤瀉、滑石、阿膠、桂枝、白朮同用，多用於治療小便不利。

　　豬苓治發熱、小便不利而短黃，多配滑石；尿血配阿膠；

口渴、小便不利，配茯苓、澤瀉。

豬苓與茯苓均主治口渴而小便不利，其區別在於，茯苓治眩、悸，豬苓治熱淋。

五、桂枝

桂枝主治氣上衝。

所謂氣上衝，是一種患者的自我感覺，其組成有二：一是上衝感。氣從少腹上衝胸，患者的咽喉、胸部、腹部有突發性的氣窒感、脹痛感，甚至呼吸困難、喘促、出冷汗、煩躁乃至暈厥。二是搏動感。自覺心悸，按壓後舒適；或患者全身出現搏動感或感覺到明顯的臍腹部的跳動感，甚至暈厥。此外，頸動脈的搏動感，也可以看作是氣上衝。許多循環系統疾病的心肌病、心臟瓣膜病、心功能不全、心律失常、低血壓等，以及消化道疾病等均可以出現氣上衝樣的症候群。

第二節　主要藥物的作用機制

一、茯苓

《神農本草經》：茯苓，氣味甘、平，無毒。主胸脅逆氣，憂恚驚邪恐悸，心下結痛，寒熱煩滿，咳逆，口焦舌乾，利小

便。久服安魂養神,不飢延年。

《名醫別錄》:茯苓,無毒。止消渴,好唾,大腹淋瀝,膈中痰水,水腫淋結,開胸腑,調臟氣,伐腎邪,長陰,益氣力,保神守中。其有根者,名茯神。

《本草崇原》:茯苓,本松木之精華,藉土氣以結成,故氣味甘平,有土位中央而樞機旋轉之功。稟木氣而樞轉,則胸脅之逆氣可治也。稟土氣而安五臟,則憂恚驚恐悸之邪可平也。裏氣不和,則心下結痛。表氣不和,則為寒為熱。氣鬱於上,上而不下,則煩滿咳逆,口焦舌乾。氣逆於下,交通不表,則小便不利。茯苓位於中土,靈氣上薈,主內外旋轉,上下交通,故皆治之。久服安肝藏之魂,以養心藏之神。木生火也,不飢延年,土氣盛也。

《本草新編》:茯苓,味甘、淡,氣平,降也,陽中陰也,無毒。有赤、白二種,白者佳,亦可用入心、脾、肺、肝、腎五臟,兼入膀胱、大小腸、膻中、胃經。助陽,利竅通便,不走精氣,利血僅在腰臍,除溼行水,養神益智,生津液,暖脾,去痰火,益肺,和魂練魄,開胃濃腸,卻驚癇,安胎孕,久服耐老延年。

《本草從新》:通,行水,寧心,益脾。茯苓,甘、平。益脾寧心,淡滲利竅除溼,色白入肺,瀉熱而下通膀胱。能通心氣於腎,使熱從小便出,然必上行入肺,清其化源,而後能下降利水,故潔古謂其上升,東垣謂其下降,各不相背也。治憂

恚驚悸，心下結痛，寒熱煩滿，口焦舌乾，口為脾竅，舌為心苗，火下降則熱除。咳逆嘔噦，膈中痰水，水腫淋瀝，泄瀉遺精。因溼熱，故宜淡滲以清之。小便結者能通，多者能止。《素問》曰：肺氣盛則便數。生津止渴。溼熱去則津生。功專行水伐腎，小便不禁，虛寒滑精，及陰虧而小便不利者，皆勿妄投。松根靈氣結成。產雲南。色白而堅實者佳。去皮。

《本經逢原》：茯苓，甘、淡、平，無毒。入補氣藥，人乳潤蒸入利水藥，桂酒拌晒入補陰藥，童便浸切。一種載蒔而成者曰蒔苓，出浙中，但白不堅，入藥少力。凡用鬚去盡皮膜則不傷真氣，以皮能泄利，利津液。膜能阻滯經絡也。

《本經》主胸脅逆氣，憂恚驚邪恐悸，心下結痛，寒熱煩滿，咳逆，口焦舌乾，利小便。久服安魂養神，不飢延年。

發明：茯苓得松之餘氣而成，甘淡性平，能守五臟真氣。其性先升後降，入手足太陰、少陰，足太陽、陽明。開胃化痰，利水定悸，止嘔逆泄瀉，除溼氣，散虛熱，《本經》治胸脅逆氣，以其降泄也。憂恚驚悸心下結痛，以其上通心氣也。寒熱煩滿，咳逆，口焦舌乾，利小便，以其導熱、滋乾流通津液也。《本草》言其利小便，伐腎邪。東垣云：小便多者能止，澀者能通，又大便瀉者可止，大便約者可通。丹溪言陰虛者不宜用，義似相反者，何哉？蓋茯苓淡滲，上行生津液，開腠理，滋水之源，而下降利小便。潔古謂其屬陽，浮而升，言其性也。東垣言其陽中之陰，降而下，言其功也。《經》言：飲

食入胃，游溢精氣，上輸於脾，脾氣散精，上歸於肺，通調水道，下輸膀胱。則知淡滲之性，必先上升而後下降，膀胱氣化而小便利矣。若肺氣盛則上盛下虛，上盛則煩滿喘乏，下虛則痿躄軟弱而小便頻。茯苓先升後降，引熱下滲，故小便多者能止也。大便瀉者，胃氣不和，不能分利水穀，偏滲大腸而泄注也，茯苓分利陰陽則瀉自止矣。大便約者以膀胱之水不行，膀胱硬滿，上撐大腸，故大便不能下通也，宜茯苓先利小便，則大便隨出也。至若肺虛則遺溺，心虛則少氣遺溺，下焦虛則遺溺，胞遺熱於膀胱則遺溺，膀胱不約為遺溺，厥陰病則遺溺，皆虛熱也。必上熱下寒，當用升陽之藥，非茯苓輩淡滲所宜，故陰虛不宜用也。此物有行水之功，久服損人。八味丸用之，不過接引他藥歸就腎經，去胞中久陳積垢，為搬運之功耳。是以陰虛精滑而不覺，及小便不禁者，皆不可服，以其走津也。其赤者入丙丁，但主導赤而已。其皮治水腫、膚腫、通水道、開腠理勝於大腹皮之耗氣也。

《藥品化義》：白茯苓，屬陽（有土與金），體重而實，色白，氣和，味甘而淡，性平，能升能降，力補脾肺，性氣薄而味厚，入脾、肺、腎、膀胱四經。

白茯苓，苓字世俗訛傳，《史記》及《仙經》皆名茯靈。假松之真液而生，受松之靈氣而結，秉坤陰最厚。味獨甘淡，甘則能補，淡則能滲，甘淡屬土，用補脾陰，土旺生金，兼益肺氣。主治脾胃不和，泄瀉腹脹，胸脅逆氣，憂思煩滿，胎氣少

安，魂魄驚跳，膈間痰氣。蓋甘補則脾臟受益，中氣既和則津液自生，口焦舌乾煩渴亦解。又治下部溼熱，淋瀝水腫，便溺黃赤，腰臍不利，停蓄邪水。蓋淡滲則膀胱得養，腎氣既旺則腰臍間血自利，津道流行，益肺於上源，補脾於中部，令脾肺之氣從上順下，通調水道，以輸膀胱，故小便多而能止，澀而能利。唯痘瘡起脹時禁用，恐滲瀉不能貫漿。其赤茯苓淡赤微黃，但不堪入肺，若助脾行痰，與白者功同。因松種不一，故分赤白，原無白補赤瀉之分。

二、澤瀉

《神農本草經》：澤瀉，味甘寒。主治風寒溼痹，乳難，養五臟，益氣力，肥健，消水。久服耳目聰明，不飢，延年，輕身，面生光，能行水上。

《名醫別錄》：澤瀉，味鹹，無毒。主補虛損、五勞，除五臟痞滿，起陰氣，止泄精、消渴、淋瀝，逐膀胱三焦停水。扁鵲云：多服病患眼，一名及瀉。生汝南。五月、六月、八月採根，陰乾。畏海蛤、文蛤。

《本草崇原》：澤瀉，氣味甘寒，能啟水陰之氣上滋中土。主治風寒溼痹者，啟在下之水津，從中土而灌溉於肌腠皮膚也。乳者，中焦之汁，水津滋於中土，故治乳難。五臟受水穀之精，澤瀉瀉澤於中土，故養五臟。腎者作強之官，水精上資，故益氣力。從中土而灌溉於肌腠，故肥健。水氣上而後下，故

消水。久服耳目聰明者，水濟其火也。不飢延年者，水滋其土也。輕身面生光者，水澤外注也。能行水上者，言此耳目聰明，不飢延年，輕身，面生光，以其能行在下之水，而使之上也。

《本草新編》：澤瀉，味甘、酸、微鹹，氣寒，沉而降，陰中微陽，無毒。入太陽、少陽足經，能入腎。長於利水，去陰汗，利小便如神，除溼去渴之仙丹也。

《本草從新》：通，利水，瀉膀胱火，去溼熱。澤瀉，甘、鹹，微寒。入膀胱，利小便，熱在氣分而口渴者。瀉腎經之火邪，功專利溼行水。治消渴痰飲，嘔吐瀉痢，腫脹水痞，腳氣疝痛，淋瀝陰汗，陰間有汗。尿血泄精，既利水而又止泄精，何也？此乃溼熱為病，不為虛滑者言也。虛滑則當用補澀矣。一切溼熱之病。溼熱既除，則清氣上升，又能止頭旋，有聰耳明目之功。脾胃有溼熱則頭重耳鳴目昏，滲去其溼熱則清氣上行，頭目諸症自除。仲景八味丸用澤瀉，宗謂其接引桂、附入腎經。時珍：膀胱之邪氣也。古人用補，有宜瀉邪，邪去則補藥得力，一合一闢，此乃玄妙。後人不知此理，專一於補，必致偏勝之患矣。王履曰：地黃、山萸、茯苓、丹皮皆腎經藥，桂、附右腎命門藥，何待接引乎？錢仲陽謂腎為真水，有補無瀉。或云脾虛腎旺，故瀉腎扶脾。不知腎之真水不可瀉，瀉其伏留之邪耳。《易老》云：去脬中留垢，以其微咸能瀉伏水故也。澤瀉善瀉，古稱補虛者誤矣。扁鵲謂其害眼者確也。病患無溼，腎虛精滑，目虛不明，切勿輕與。新鮮不蠹，色白者佳。

去皮，鹽水拌，或酒浸。畏文蛤。忌鐵。

《本經逢原》：澤瀉，甘鹹微寒，無毒。白者良。利小便生用，入補劑鹽酒炒。油者伐胃傷脾，不可用。

《本經》主風寒溼痺，乳難，養五臟，益氣力，肥健，消水，久服耳目聰明，不飢，延年。

發明：澤瀉甘鹹沉降，陰中之陽，入足太陽氣分。《素問》治酒風身熱汗出，用澤瀉、生朮、麋銜，以其利膀胱溼熱也。《金匱》治支飲冒眩，用澤瀉湯，以逐心下痰氣也。治水蓄煩渴，小便不利，或吐，或瀉，用五苓散，以泄太陽邪熱也，其功長於行水。《本經》主風寒溼痺，言風寒溼邪著不得去，則為腫脹，為癃閉，用此疏利水道，則諸證自除。蓋邪干空竅，則為乳難，為水閉。澤瀉性專利竅，竅利則邪熱自通，內無熱鬱則臟氣安和，而形體肥健矣。所以素多溼熱之人，久服耳目聰明，然亦不可過用。若水道過利則腎氣虛。故扁鵲云：多服病患眼。今人治泄精多不敢用，蓋為腎與膀胱虛寒而失閉藏之令，得澤瀉降之，而精愈滑矣。當知腎虛精滑，虛陽上乘而目時赤者，誠為禁劑。若溼熱上盛而目腫，相火妄動而精泄，得澤瀉清之，則目腫退而精自藏矣，何禁之有。仲景八味丸用之者，乃取以瀉膀胱之邪，非接引也。古人用補藥，必兼瀉邪，邪去則補藥得力矣。

《藥品化義》：澤瀉，屬陰，體乾，色白，氣和，味微鹹略苦，性平，能降，力利水，性氣薄而味稍厚，入脾、肺、腎、

小腸、膀胱五經。

澤瀉，色白微苦入肺，味鹹以利膀胱。凡屬瀉病，小水必短數，以此清潤肺氣，通調水道，下屬膀胱。主治水瀉溼瀉，使大便得實，則脾氣自健也。因能利水道，令邪水去則真水得養，故消渴能止；又能除溼熱，通淋瀝，分消痞滿，逐三焦蓄熱停水，此為利水第一良品。金為腎水之母，故云水出高源，此能引肺氣從上順下，如雨露之膏澤，故名澤瀉。所以六味丸中同茯苓、山藥補肺金，導引於上源降下而生腎水，用療精泄，退陰汗，去虛煩；又有熟地、山茱、丹皮補肝木，以生心火，上下相生，陰陽互動，取易理地天泰、水火濟之義。如斯玄妙，非達造化之微者，孰能制此良方！昧者誤為泄腎減之。若小便不通而口渴者，熱在上焦氣分，宜用澤瀉、茯苓以清肺氣，滋水之上源也；如口不渴者，熱在下焦血分，則用知母、黃柏以瀉膀胱，滋水之下元也，須分別而用。

《本草正義》：澤瀉產於水中，氣味淡泊而體質又輕，故最善滲泄水道，專能通行小便。

《本經》氣味雖曰甘寒，蓋以其生長水澤，因謂之寒。其實輕淡無味，甘於何有。此藥功用，唯在淡則能通。《本經》稱其治風寒溼痺，亦以輕能入絡、淡能導溼耳。云治風寒，殊非其任。其能治乳難者，當以娩後無乳者言，此能通絡滲泄，則可下乳汁，非產乳百病之通用品，故《別錄》亦言葉主乳汁不出。若曰養五臟、益氣力、肥健，則以溼邪不容而脾運自健，斯有

養臟益氣之效,蓋已屬太過之辭。壽頤按:《本經》此藥主治太嫌浮泛,殊無精當之義,恐已屬漢魏間敷淺之說,頗與《本經》辭旨不類,故原文更有「久服耳目聰明,不飢延年,輕身,面生光,能行水上」云云。豈獨非藥理之真,抑亦怪誕太甚。雖《本經》諸藥固時有「輕身延年」等溢分之語,然從無如能行水上之荒唐者,其為方士摻雜,不問可知。瀕湖謂:《經》言面生光,能行水上。《典術》又云「久服身輕,日行五百里,走水上」諸說,陶貞白、蘇參信之,愚竊疑之。蓋澤瀉行水瀉腎,久服且不可,安得有此神功云云。壽頤謂:瀕湖《綱目》於古書最多篤信,時且失之穿鑿,而獨於此條能見其真,知荒誕不經之說,固不可為天下後世法也。《別錄》謂「治五臟痞滿」,蓋只以溼阻之痞滿而言。止泄精者,亦唯溼熱蘊於下焦,而相火妄行其疏泄之令者,乃宜此滲去溼熱而龍相自安,非可以概虛人之滑泄。而又謂「補虛損,起陰氣」,則大與滲泄傷陰之義矛盾也。

三、桂枝

《神農本草經》:牡桂,味辛、溫。主上氣咳逆、結氣,喉痹,吐吸,利關節,補中益氣。久服通神,輕身不老。

《名醫別錄》:牡桂,無毒。主治心痛,脅風,脅痛,溫筋通脈,止煩,出汗。生南海。

桂,味甘、辛,大熱,有毒。主溫中,利肝肺氣,心腹寒熱,冷疾,霍亂,轉筋,頭痛,腰痛,出汗,止煩,止唾、咳

嗽、鼻衄，能墮胎，堅骨節，通血脈，理疏不足，宣導百藥，無所畏。久服神仙，不老。生桂陽。二月、七八月、十月採皮，陰乾。

《本草崇原》：桂木凌冬不凋，氣味辛溫，其色紫赤，水中所生之木火也。上氣咳逆者，肺腎不交，則上氣而為咳逆之證。桂啟水中之生陽，上交於肺，則上氣平而咳逆除矣。結氣喉痺者，三焦之氣，不行於肌腠，則結氣而為喉痺之證。桂秉少陽之木氣，通利三焦，則結氣通而喉痺可治矣。吐吸者，吸不歸根，即吐出也。桂能引下氣與上氣相接，則吸入之氣。直至丹田而後出，故治吐吸也。關節者，兩肘兩腋、兩髀兩膕，皆機關之室。周身三百六十五節，皆神氣之所游行。桂助君火之氣，使心主之神，而出入於機關，游行於骨節，故利關節也。補中益氣者，補中焦而益上下之氣也。久服則陽氣盛而光明，故通神。三焦通會元真於肌腠，故輕身不老。

《本草易讀》：桂枝，辛，溫，無毒。入足厥陰、太陽膀胱經。開腠理而解肌，通經絡而斂汗。去皮膚之風溼，止蓄血，退手臂之風痛。能止奔豚，更除氣結。

《本草新編》：桂枝，味甘、辛，氣大熱，浮也，陽中之陽，有小毒。乃肉桂之梢也，其條如柳，故又曰柳桂。能治上焦頭目，兼行於臂，調榮血，和肌表，止煩出汗，疏邪散風。入足太陽之腑，乃治傷寒之要藥，但其中有宜用不宜用之分，辨之不明，必至殺人矣。夫桂枝乃太陽經之藥，邪入太陽，則頭痛

發熱矣。凡遇頭痛身熱之症，桂枝當速用以發汗，汗出則肌表和矣。夫人身有榮衛之分，風入人身，必先中於衛，由衛而入營，由營衛而入腑，由腑而入臟，原有次第，而不可紊也。太陽病，頭痛而身熱，此邪入於衛，而未入於營，桂枝雖是太陽經之藥，但能祛入衛之邪，不能祛入營之邪也。凡身熱而無頭痛之症，即非太陽之症，不可妄用桂枝。即初起身熱頭痛，久則頭不疼，而身尚熱，此又已離太陽，不可妄用桂枝矣。且桂枝乃發汗之藥也，有汗宜止，無汗宜發，此必然之理也。然而有有汗之時，仍可發汗；無汗之時，不可發汗者，又不可不辨。傷寒汗過多者，乃用他藥以發汗，以至汗出過多，而太陽頭痛尚未解，故不可不仍用桂枝以和解，非惡桂枝能閉汗也。傷寒無汗，正宜發汗，乃發汗而竟至無汗，此外邪盡解，不止太陽之邪亦解也，故不可輕用桂枝，以再疏其腠理，非防桂枝能出汗也。

《本經逢原》：桂枝，辛、甘、微溫，無毒。

發明：麻黃外發而祛寒，遍徹皮毛，故專於發汗。桂枝上行而散表，透達營衛，故能解肌。元素云：傷風頭痛，開腠理，解肌發汗。去皮膚風溼，此皆桂枝所治。時珍乃以列之牡桂以下，誤矣。按：仲景治中風解表，皆用桂枝湯，又云，無汗不得用桂枝，其義云何？夫太陽中風，陽浮陰弱，陽浮者熱自發，陰弱者汗自出，衛實營虛，故發熱汗出，桂枝湯為專藥。又太陽病發熱汗出者，此為營弱衛強，陰虛陽必湊之，皆用桂枝發

汗。此調其營,則衛氣自和,風邪無所容,遂後汗解,非桂枝能發汗也。汗多用桂枝湯者,以之與芍藥調和營衛,則邪從汗去,而汗自止,非桂枝能止汗也。世俗以傷寒無汗不得用桂枝者,非也。桂枝辛甘發散為陽,寒傷營血,亦不可少之藥。麻黃湯、葛根湯未嘗缺此,但不可用桂枝湯,以中有芍藥酸寒收斂表腠為禁耳。若夫傷寒尺脈不至,是中焦營氣之虛不能下通於衛,故需膠飴加入桂枝湯,方取稼穡之甘,引入胃中,遂名之曰建中。更加黃耆,則為黃耆建中,借表藥為裏藥,以治男子虛勞不足。《千金》又以黃耆建中換入當歸為內補建中,以治婦人產後虛羸不足,不特無餘邪內伏之虞,並可杜陽邪內陷之患,非洞達長沙妙用難以體此。詳桂枝本手少陰血分藥,以其兼走陽維,凡傷寒之邪無不由陽維傳次,故此方為太陽首劑。昔人以桂枝湯為太陽經風傷衛之專藥,他經皆非所宜,而仲景三陰例中陰盡復陽靡不用之,即厥陰當歸四逆,未嘗不本桂枝湯也。桂附各具五體,各有攸宜。肉桂雖主下元,而總理中外血氣。

桂心專溫臟腑營血,不行經絡氣分。牡桂性兼上行,統治表裏虛寒。薄桂善走胸脅,不能直達下焦。桂枝調和營衛,解散風邪而無過汗傷表之厄,真藥中之良品,允為湯液之祖也。《本經》之言牡桂兼肉桂、桂心而言,言筒桂兼桂枝而言也,其他板桂、木桂僅供香料、食料,不入湯藥。

《藥品化義》:桂,屬純陽,體乾,肉桂厚,桂枝薄,色紫,

氣香竄，味肉桂大辛，桂枝甘辛，性熱，能浮能沉，力走散，性氣與味俱厚，入肝、腎、膀胱三經。

桂止一種，取中半以下最厚者為肉桂，氣味俱厚，厚能沉下，專主下焦，因味大辛，辛能散結，善通經逐瘀。其性大熱，熱可去寒，療沉寒陰冷。若寒溼氣滯，腰腿痠疼，入五積散，溫經散寒。若腎中無陽，脈脫欲絕，佐地黃丸，溫助腎經。若陰溼腹痛，水瀉不止，合五苓散，通利水道。取中半以上枝幹間最薄者為桂枝，味辛甘，辛能解肌，甘能實表。《經》曰：辛甘發散為陽。用治風傷衛氣，自汗發熱，此仲景桂枝湯意也。其氣味俱薄，專行上部肩臂，能領藥至痛處，以除肢節間痰凝血滯，確有神效。但孕婦忌用。

四、白朮

《神農本草經》：白朮，氣味甘、溫，無毒。主風寒溼痺，死肌，痙，疸，止汗，除熱，消食，作煎餌。久服輕身，延年，不飢。

《名醫別錄》：朮，味甘，無毒。主治大風在身面，風眩頭痛，目淚出，消痰水，逐皮間風水結腫，除心下急滿，及霍亂，吐下不止，利腰臍間血，益津液，暖胃，消穀，嗜食。一名山薑，一名山生鄭山、漢中、南鄭。二月、三月、八月、九月採根，曝乾。

《本草崇原》：白朮氣味甘溫，質多脂液，乃調和脾土之藥也。主治風寒濕痹者，《素問·痹論》云，風寒濕三氣雜至，合而為痹。白朮味甘，性溫，補益脾土，土氣營運，則肌肉之氣外通皮膚，內通經脈，故風寒濕之痹證皆可治也。夫脾主肌肉，治死肌者，助脾氣也。又脾主四肢，痙者，四肢強而不和。脾主黃色，疸者，身目黃而土虛。白朮補脾，則痙疸可治也。止汗者，土能勝濕也。除熱者，除脾土之虛熱也。消食者，助脾土之轉運也。作煎餌者，言白朮多脂，又治脾土之燥，作煎則味甘溫而質滋潤，土氣和平矣。故久服則輕身、延年不飢。

《本草新編》：白朮，味甘辛，氣溫。可升可降，陽中陰也，無毒。入心、脾、胃、腎、三焦之經。除濕消食，益氣強陰，尤利腰臍之氣。有汗能止，無汗能發，與黃耆同功，實君藥而非偏裨。往往可用一味以成功，世人未知也，吾今泄天地之奇。如人腰疼也，用白朮二三兩，水煎服，一劑而疼減半，再劑而痛如失矣。夫腰疼乃腎經之症，人未有不信。腎虛者，用熟地、山萸以補水未效也，用杜仲、補骨脂以補火未效也，何以用白朮一味而反能取效。不知白朮最利腰臍。腰疼乃水濕之氣侵入於腎宮，故用補劑，轉足以助其邪氣之盛，不若獨用白朮一味，無拘無束，直利腰臍之為得。夫二者之氣，原通於命門，臍之氣通，而腰之氣亦利，腰臍之氣既利，而腎中之濕氣何能久留，自然濕去而痛忽失也。通之而酒濕作瀉，經年累月而不癒者，亦止消用此一味，一連數服，未有不效者。而且

溼袪而瀉止，瀉止而脾健，脾健而胃亦健，精神奮發，顏色光彩，受益正無窮也。是白朮之功，何亞於人參乎？不特此也，如人患瘧病，用白朮二兩、半夏一兩，米飯為丸，一日服盡即癒。夫瘧病，至難癒之病也。用柴胡、青皮散邪不效，用鱉甲、首烏逐邪不效，用草果、常山伐邪不效，何以用白朮二兩為君，半夏一兩為臣，即以奏功？不知白朮健脾開胃之神藥，而其妙尤能去溼，半夏去痰，無痰不成瘧，而無溼亦不成痰。利溼則痰自清其源，消痰則瘧已失其黨。況脾胃健旺，無非陽氣之升騰，瘧鬼又於何地存身哉？此效之所以甚捷也。

《本草從新》：補氣生血，健脾燥溼。野白朮，甘補脾，溫和中，苦燥溼。《經》曰：脾惡溼，急食苦以燥之。本善補氣，同補血藥用，亦能補血。氣能生血。無汗能發，有汗能止。發汗加辛散之味，止汗同芍之類。補脾則能進飲食，祛勞倦。脾主四肢，虛則四肢倦怠。止肌熱，脾主肌肉，化症癖，症癖因脾虛不運者，宜用此以健脾，脾運則積化也。和中則能已嘔吐，定痛安胎。得黃芩清胎熱，得艾療胎寒，得參大補胎元之弱。蓋胎繫於脾，脾虛則蒂無所附，故易落。燥溼則能利又生津，何也？汪機《本草會編》曰：脾惡溼，溼勝則氣不得施化，津何由生？用白朮以除其溼，則氣得周流而津液生矣。止泄瀉，化胃經痰水，土旺自能勝溼。理心下急滿，脾胃健於轉輸。利腰臍血結，去周身溼痹。二證皆溼停為患，溼去則安矣。按《白朮贊》云：味重金漿，芳逾玉液，百邪外御，六腑內充。蓋甚言其

第二章　藥理基礎與運用

功之廣也，有火者宜生用。《寓意草》中載蔣中尊病傷寒，臨危求肉汁淘飯，食畢大叫一聲而逝。門人問：臨危索飲之時，尚有法可救否？喻嘉言曰：獨參湯可以救之。曾治一孕婦傷寒，表汗過後，忽喚婢作伸冤之聲，知其擾動陽氣，急迫無奈，令進參湯，不可捷得，遂將白朮三兩熬濃汁一碗與服，即時安妥，凡力艱不能服參者，重用野朮，頗可代之。下焦陰氣不脫而上焦陽氣驟脫者，大能起死回生。產於潛者最佳，今甚難得。即浙江諸山出者俱可用，俗稱為天生朮。有鶴頸甚長，內有硃砂點，朮上有鬚者尤佳。以其得土氣濃，鬚乃其餘氣也。其次出宣歙者名狗頭朮，冬月採者佳。用糯米泔浸，借穀氣以和脾。陳壁土炒，借土氣以助脾。或蜜水炒，人乳拌用。潤以制其燥。凡炒白朮、止宜炒黃、若炒焦則氣味全失。熬膏良。

《本經逢原》：白朮，一名山薑，甘溫，無毒。云朮肥大氣壅。台朮條細力薄，寧國狗頭朮皮赤稍大，然皆栽灌而成，故其氣濁，不若於潛野生者氣清，無壅滯之患。入諸補氣藥，飯上蒸數次用。入肺胃久嗽藥，蜜水拌蒸。入脾胃痰溼藥，薑汁拌晒。入健脾藥，土炒。入瀉痢虛脫藥，炒存性用。入風痹痰溼、利水破血藥，俱生用。然非於潛產者，不可生用也。

《本經》主風寒溼痹，死肌，痙，疸，止汗，除熱，消食，作煎餌。久服輕身，延年，不飢。

發明：白朮甘溫味濃，陽中之陰，可升可降，入脾胃二經。生用則有除溼益燥、消痰利水，治風寒溼痹，死肌痙疸，散腰

臍間血及衝脈為病，逆氣裏急之功。製熟則有和中補氣，止渴生津，止汗除熱，進飲食，安胎之效。《本經》主風寒溼痹，死肌痙疸者，正以風、寒、溼三者合而成痹，痹者，拘攣而痛是也。《經》曰：地之溼氣感則害人皮筋骨。死肌者，溼毒侵肌肉也。痙者，風寒乘虛客於肝脾腎經所致也。疸者，脾胃虛而溼熱瘀滯也。如上諸證，莫不由風、寒、溼而成，尤有除此三者之功，故能袪其所致之疾也。止汗除溼進食者，溼熱盛則自汗，溼邪客則發熱，溼去則脾胃燥，燥則食自消、汗自止、熱自除矣。又主大風在身，而風眩頭痛，目淚出，消痰水，逐皮膚間風水結腫，除心下急滿及霍亂吐下不止，利腰臍間血，益津暖胃，消穀嗜食，得參、苓大補中氣，得枳、橘健運飲食。《本經》言：消食作煎餌，留其滓以健運脾氣，食自化矣。仲景五苓散，祖《素問》澤朮麋銜湯並用生者，但彼兼麋銜以統血，則汗自止，此兼桂枝以通津，則渴自除。潔古枳朮丸，祖《金匱》枳實湯，彼用生者以健胃，則逆滿自癒。此用熟者以助脾，則飲食自強，且以荷葉裹飯為丸，取清震之氣，以鼓克運之力也。蓋白朮得中宮沖和之氣，補脾胃藥以之為君，脾土旺則清氣升而精微上，濁氣降而糟粕輸。仲淳有云：白朮稟純陽之土氣，除邪之功勝，而益陰之效虧。故病屬陰虛血少，精不足，內熱骨蒸，口乾唇燥，咳嗽吐痰，吐血鼻衄齒衄，便閉滯下者，法咸忌之。朮燥腎而閉氣，肝腎有動氣者勿服。劉涓子云：癰疽忌白朮，以其燥腎而閉氣，故反生膿作痛也。凡臟皆屬陰，世人但知白朮能健脾，寧知脾虛而無溼邪者用之，反燥脾

家津液,是損脾陰也,何補之有?此最易誤,故特表而出之。

《藥品化義》:白朮,屬陰中有陽,體微潤而重,色蒼白,氣微香,味微苦略辛,性微溫,能升能降,力健脾,性氣與味俱厚,入脾、胃、三焦三經。

白朮味微苦略辛,取其辛燥溼,苦潤脾,燥之潤之,脾斯健旺。蓋脾屬溼土,土無水澤,則不滋潤,非專宜燥。《經》曰:脾苦溼,為太溼則陰滯,然過燥則乾裂,此以辛燥脾,實以苦潤脾。主治風寒溼痹,胸膈痰痞,噯氣吞酸,噁心嘈雜,霍亂嘔吐,水腫脾虛,寒溼腹痛,瘧疾胎產。能使脾氣健運,正氣勝而邪氣自卻也。且潤脾益胃,為滋生血氣,痘瘡貫膿時助漿滿聖藥。凡鬱結氣滯,脹悶積聚,吼喘壅窒,胃痛由火,癰疽多膿,黑瘦人氣實作脹,皆宜忌用。

《本草正義》:白朮氣味芳香,苦甘而溫,稟坤土中和之性,故專主脾胃,以補土勝溼見長。溫能勝寒,燥能驅溼,而芳香之氣,能通脈絡、走肌肉,故專風寒溼痹,而治死肌。風溼著於關節,則痙而強直;脾家溼熱鬱蒸,則發為黃疸。朮能勝溼而芳香宣絡,故主痙疸。自汗亦脾家之溼熱,朮燥其溼,則汗自止。除熱者,除脾虛之發熱也;消食者,溼除而脾運自健也。特提出作煎餌一層,則以其豐於脂膏,故宜於煎劑。陳修園謂後人土拌炒燥,大失經旨者是也。《別錄》主大風,蓋亦指風溼言之。芳香善走,而主肌肉,故大風可除。風眩、頭痛、目淚,有溼盛而濁氣上蒙者,亦有中虛而清陽不布者。朮能除

痰勝溼，補中升清，斯眩痛可止，目淚可除，非肝火上浮之目眩、頭痛、流淚也。消痰逐水，退痛除滿，皆勝溼健脾之效。霍亂吐利，亦指脾有寒溼之證，乃宜於朮。利腰臍間血，亦芳香之氣，可以流利氣血之運行，即《本經》主死肌之意。益津液者，朮本富於脂膏也。暖胃、消穀、嗜食，無一非芳香醒脾、溫養健運之功耳。

五、豬苓

《神農本草經》：豬苓，氣味甘，平，無毒。主痎瘧，解毒，蠱疰不祥，利水道。久服輕身耐老。

《名醫別錄》：豬苓，味苦，無毒。生衡山及濟陰、宛朐，二月、八月採，陰乾。

《本草崇原》：豬苓，氣味甘平，無毒。主治痎瘧，解毒蠱疰不祥，利水道。久服輕身耐老⋯⋯楓樹之癭，遇雷雨則暗長，以泥塗之，即天雨，是稟水精所主之木也。豬苓新出土時，其味帶甘，苓主淡滲，故曰甘平。痎瘧，陰瘧也。主治痎瘧者，稟水精之氣以奉春生，則陰瘧之邪，隨生氣而升散矣。解毒蠱疰不祥者，苓稟楓樹之精華，結於中土，得土氣則解毒，稟精華則解蠱疰不祥也。味甘平而淡滲，故利水道。久服則水精四布，故輕身耐老。

《本草新編》：豬苓，味苦、甘、淡，氣平。降也，陽也，無毒。入腎與膀胱經。通淋消腫滿，除溼利小便泄滯，助陽

利竅。功專於行水，凡水溼在腸胃、膀胱、肢體、皮膚者，必須豬苓以利之。然而水溼之症有陽、有陰、有虛、有實，未可一概利之也。倘陰虛之症，輕用豬苓以瀉其水，水去，陰亦消亡，必有口乾舌燥之症。況原無水溼之症，利之則重亡津液，陰愈虛矣。甚則有利小便，欲行點滴而不可得者，非誤利之明驗乎。雖然水溼之邪既在人身，豈可以陰虛難治，竟置於不治哉？用豬苓利水之藥，仍入之陰藥中，陰既不虛，而溼亦自利，安在豬苓之不可用乎？

《本草從新》：豬苓，通，行水。苦、甘、淡，平。泄滯利竅。入膀胱、腎經。升而能降，開腠發汗，利溼行水，與茯苓同，而泄較甚。治傷寒瘟疫大熱，《經疏》曰：大熱利小便，亦分消之意，懊消渴，溼熱。腫脹淋濁，瀉痢痎瘧。瘧多由暑，暑必兼溼。《經》曰：夏傷於暑，秋為痎瘧。宗奭曰：損腎昏目。潔古云：淡滲燥亡津液。無溼者勿服。多生楓樹下。塊如豬屎，故名。馬屎曰通，豬屎曰苓，苓即屎也，古字通用。白而實者良。去皮。

《藥品化義》：豬苓，屬陽，體乾，色肉白皮黑，氣和，味淡，性平，能降，力淡滲，性氣與味俱輕，入脾、膀胱二經。

豬苓味淡，淡主於滲，入脾以利水道。用治水瀉溼瀉，通淋除溼，消水腫，療黃疸，獨此為最捷。故云與琥珀同功，但不能為主劑，助補藥以實脾，領瀉藥以理脾，佐溫藥以暖脾，同涼藥以清脾。凡脾虛甚者，恐泄元氣，慎之。

按本草之藥用評價首尊《神農本草經》和《名醫別錄》，後代注家層出不窮，皆可參考，而其中明清醫家論述觀點尤為別出心裁。如陳士鐸自成體系，若非讀過其醫書則不可讀懂，張山雷尤功考究，每有革故鼎新之說。

第三節　五苓散的功效與主治

五苓散具有利水滲溼，溫陽化氣的功效。主治蓄水證，症見小便不利，頭痛微熱，煩渴欲飲，甚則水入即吐，舌苔白，脈浮。還主治水溼內停證，症見水腫、泄瀉、小便不利及霍亂等。還主治痰飲，症見臍下動悸，吐涎沫而頭眩，或短氣而咳者。本方現代常用於治療腎小球腎炎、肝硬化所引起的水腫以及腸炎、尿瀦留、腦積水、胸水、傳染性肝炎、泌尿系統感染、中心性視網膜炎、青光眼等疾病。

第三章

源流探究與方劑解析

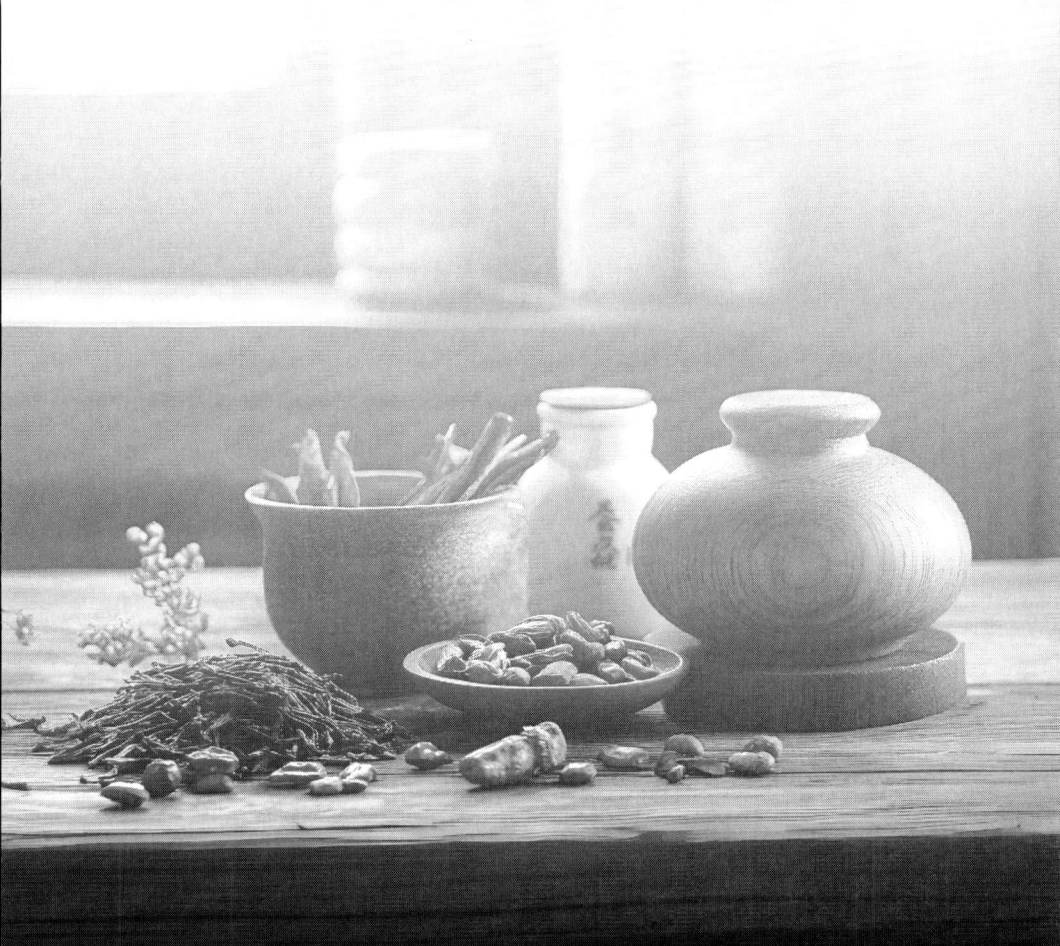

第一節　源流

　　五苓散為醫聖張仲景所創，見於《傷寒論》、《金匱要略》。歷代醫家都很重視對本方的研究和運用，在各方面都有較大發展。

　　在組成方面，應用取代藥，且方名不變者，有《備急千金要方》以桂心代桂枝；《三因極一病症方論》（簡稱《三因方》）用赤茯苓代茯苓，桂心代桂枝；《溫病條辨》用赤朮（蒼朮）代白朮等。眾所周知，白茯苓與赤茯苓為同一物種，前者為多孔菌科茯苓的乾燥菌核；後者為其乾燥菌核近外皮部的淡紅色部分。前者甘補淡滲，作用緩和，無寒熱之偏；後者行水利溼清熱，但無明顯補脾之功。故用赤茯苓代茯苓，該方之清熱利溼作用增強。桂枝、肉桂（官桂、桂心）同出於桂樹，桂枝為桂樹的嫩枝，肉桂為桂樹的樹皮。二者均有溫營血，助氣化，散寒凝的作用。然桂枝作用較緩，長於發表散寒，主上行而通脈；肉桂作用較強，長於溫裏祛寒，入下焦而補腎陽。故用肉桂代桂枝，該方之溫陽化氣作用增強。《神農本草經》記載白朮，但無蒼、白之分，自漢代以後，始有蒼朮與白朮之別。二者均為脾胃要藥，性味苦溫，有健脾燥溼之功。但蒼朮味兼辛而性燥烈，以燥溼運脾為主，且能祛風溼，發汗解表；白朮味兼甘而性和緩，以補脾益氣見長，而有利水止汗之功。故用蒼朮代白朮，該方之燥溼運脾作用增強。

第三章　源流探究與方劑解析

　　至於後世在該方的基礎上加減變化，更是多得難以計數。有加茵陳、木通、滑石、黃芩、黃連等清熱祛溼藥，以治溼與熱合者，如《衛生寶鑑》用其加滑石、琥珀、炙甘草（以桂心代桂枝），名茯苓琥珀湯，治溼熱內蘊，小便頻數，臍腹脹痛，腰腳沉重等；有加滑石、石膏等祛暑利溼藥，以治暑溼為患者，如《素問·宣明論》用其加石膏、滑石、寒水石、炙甘草（以肉桂代桂枝），名桂苓甘露飲，治中暑受溼，頭痛發熱，煩渴引飲，霍亂吐下，腹痛滿悶，小兒吐利等；有加乾薑、蒼朮等溫化寒溼藥，以治溼與寒結者，如《備急千金要方》用其減豬苓加乾薑、杜仲、牛膝、甘草（以桂心代桂枝），名腎著散，治身體重，腰中冷，如水洗狀、不渴、小便不利等，《醫方集解》用其加蒼朮，名蒼桂五苓散，治寒溼證；有加車前子、平胃散等祛溼藥，以治溼濁壅盛者，如《丹溪心法》用其與平胃散相合，名胃苓湯，治傷溼停食、脘腹脹悶、小便短少等；有加羌活、防風、柴胡等祛風解表藥，以治兼表證者，如《景岳全書》用其加羌活，名加味五苓散，治風溼寒溼、溼勝身痛、小便不利、體痛發渴等；有加人參、麥冬、阿膠等扶正固本藥，以治兼正虛者，如《證治要訣類方》用其加人參，名春澤湯，治傷暑氣虛等；有加厚朴、陳皮、川楝子、小茴香等理氣導滯藥，以治兼氣滯者，如《醫宗金鑑·雜病心法要訣》用其加川楝子、小茴香，名茴楝五苓散，治膀胱水疝、小便不利等。更有《太平惠民和劑局方》用其加辰砂以安神定志（以赤茯苓代茯苓，肉桂代桂枝），名辰砂五苓散，治頭痛發熱、心胸鬱悶、唇口乾焦、神志

上篇　經典回顧

昏沉等。《丹溪心法》減桂枝，名四苓散，治脾虛溼勝、水瀉、小便短少等。

在主治方面，後世擴大了本方的使用範圍，如《外科經驗方》用其治下部溼熱瘡毒，小便赤少，《醫方集解》用其通治諸溼腹滿、水飲水腫、嘔逆泄瀉、水寒射肺或喘或咳、中暑煩渴、身熱頭痛、膀胱積熱、便祕而渴、霍亂吐瀉、痰飲溼瘧、身痛身重等。

在劑型方面，原方為散劑，後世多以煮散服，還有作湯劑者。亦有將其改為片劑等便於服用及攜帶之劑型者；將本方製成浸膏服；將本方製成顆粒劑服；將本方製成提取物灌腸；將本方製成栓劑插入直腸。還有將本方製成粉劑及酊劑者。

對於本方證病機的研究，更有所提升。近代醫家應用細胞學、分子學等現代科學，從病理、生理等方面進行了微觀探討。如日本人伊藤氏透過總結臨床及實驗研究認為，五苓散證的病機是體內滲透壓調定點降低，體液呈稀釋增量狀態。

第二節　古代醫家方論

成無己

苓，令也，號令之令矣。通行津液，克伐腎邪，專為號令者，苓之功也。五苓之中，茯苓為主，故曰五苓散。茯苓味甘

平，豬苓味甘平，甘雖甘也，終歸甘淡。《內經》曰：淡味滲泄為陽。利大便曰攻下，利小便曰滲泄。水飲內蓄，須當滲泄之，必以甘淡為主，是以茯苓為君，豬苓為臣。白朮味甘溫，脾惡溼，水飲內蓄，則脾氣不治，益脾勝溼，必以甘為助，故以白朮為佐。澤瀉味鹹寒，《內經》曰：鹹味下泄為陰，泄飲導溺，必以鹹為助，故以澤瀉為使。桂味辛熱，腎惡燥，水蓄不行則腎氣燥，《內經》曰：腎惡燥，急食辛以潤之，散溼潤燥，故以桂枝為使。多飲暖水，令汗出癒者，以辛散水氣外泄，是以汗潤而解也。（《傷寒明理論》）

許弘

　　發汗後，煩渴飲水，脈洪大者，屬白虎湯；發汗後，煩渴飲水，內熱實，脈沉實者，屬承氣湯；今此發汗後，煩渴欲飲水，脈浮，或有表，小便不利者，屬五苓散主之。五苓散乃汗後一解表藥也，此以方中云覆取微汗是也。故用茯苓為君，豬苓為臣，二者之甘淡，以滲泄水飲內蓄，而解煩渴也。以澤瀉為使，鹹味泄腎氣，不令生消渴也；桂枝為使，外能散不盡之表，內能解有餘之結，溫腎而利小便也。白朮為佐，以其能燥脾土而逐水溼也。故此五味之劑，皆能逐水而祛溼。是曰五苓散，以其苓者令也，通行津液，克伐腎邪，號令之主也。（《金鏡內臺方議》）

吳昆

傷寒小便不利而渴者，此方主之。水道為熱所祕，故令小便不利；小便不利，則不能運化津液，故令渴。水無當於無味，故用淡以治水。茯苓、豬苓、澤瀉、白朮，雖有或潤或燥之殊，然其為淡則一也，故均足以利水。桂性辛熱，辛熱則能化氣。《經》曰：膀胱者，州都之官，津液藏焉，氣化則能出矣。此用桂之意也。桂有化氣之功，故並稱曰五苓。濁陰既出下竅，則清陽自出上竅，又熱隨溺而泄，則渴不治可以自除。雖然，小便不利亦有因汗、下之後內亡津液而致者，不可強以五苓散利之，強利之則重亡津液，益虧其陰，故曰大下之後復發汗，小便不利者，亡津液故也，勿治之，得小便利必自癒。師又曰：太陽隨經之邪，直達膀胱，小便不利，其人如狂者，此太陽之邪不傳他經，自入其腑也，五苓散主之，亦是使陽邪由溺而泄耳！（《醫方考》）

張璐

此兩解表裏之藥，故云覆取微汗。茯苓、豬苓味淡，所以滲水滌飲；用澤瀉味鹹，所以泄腎止渴也；白朮味甘，所以燥脾逐溼也；桂枝味辛，所以散邪和營也。欲兼汗表，必用桂枝；專用利水，則宜肉桂，妙用全在乎此。則庶其辛熱而去之，則何能疏肝伐腎，通津利水乎？（《傷寒續論》）

柯琴

治太陽發汗後，表熱不解，脈浮數，煩渴飲水，或水入即吐，或飲水多而小便不利者。凡中風、傷寒，結熱在裏，熱傷氣分，必煩渴飲水。治之有二法：表證已罷，而脈洪大，是熱邪在陽明之半表裏，用白虎加人參，清火以益氣；表證未罷，而脈仍浮數，是寒邪在太陽之半表裏，用五苓散，飲暖水利水而發汗。此因表邪不解，心下之水氣亦不散，既不能為溺，更不能生津，故渴。及與之水，非上焦不受，即下焦不通，所以名為水逆。水者腎所司也，澤瀉味鹹入腎，而培水之本；豬苓黑色入腎，以利水之用；白朮味甘歸脾，制水之逆流；茯苓色白入肺，清水之源委，而水氣順矣。然表裏之邪，諒不因水利而頓解。故必少加桂枝，多服暖水，使水精四布，上滋心肺，外達皮毛，溱溱汗出，表裏之煩熱兩除也。白飲和服，亦啜稀粥之微義，又複方之輕劑矣。本方非能治消渴也，注者不審消渴之理，及水逆之性，稱為化氣回津之劑。夫四苓之燥，桂枝之熱，何所恃而津回？豈知消渴與水逆不同，消字中便見飲水多能消，則不逆矣。（《傷寒來蘇集‧傷寒附翼》）

趙羽皇

人身之水有二，一為真水，一為客水。真水者，即天乙之所主；客水者，即食飲之所溢。故真水唯欲其升，客水唯欲其降。若真水不升，則水火不交而為消渴；客水不降，則水土相混而為腫滿。五苓散一方，為行膀胱之水而設，亦為逐內外水

飲之首劑也。蓋水液雖注於下焦，而三焦俱有所統，故肺金之治節有權，脾土之轉輸不息，腎關之開合得宜，則溲溺方能按時而出。若肺氣不行，則高源化絕；中州不運，則陰水泛流；坎臟無陽，則層冰內結，水終不能自行。不明其本，而但理其標，可乎？方用白朮以培土，土旺而陰水有制也；茯苓以益金，金清而通調水道也；桂味辛熱，且達下焦，味辛則能化氣，性熱專主流通，州都溫暖，寒水自行；再以澤瀉、豬苓之淡滲者佐之，禹功可奏矣。先哲有曰：水之得以安流者，土為之堤防也；得以長流者，火為之蒸動也。無水則火不附，無火則水不行。旨哉言乎！（《古今名醫方論》）

羅東逸

傷寒之用五苓，允為太陽寒邪犯本，熱在膀胱，故以五苓利水瀉熱。然用桂枝者，所以宣邪而以君之，而虛寒之積黃癉。蓋土虛則旺中州，利膀胱。（《古今名醫方論》）

沈明宗

蓋多服暖水，猶服桂枝湯啜稀熱粥之法，但啜粥以助胃中營衛之氣，而暖水乃助膀胱水府之津，俾膀胱氣盛則溺汗俱出，經腑同解，至妙之法，可不用乎！（《傷寒六經辨證治法》）

王子接

苓，臣藥也。二苓相輔，則五者之中，可為君藥矣，故曰五苓。豬苓、澤瀉相須，借澤瀉之鹹以潤下，茯苓、白朮相須，借白朮之燥以升精。脾精升則溼熱散，而小便利，即東垣

欲降先升之理也。然欲小便利者，又難越膀胱一腑，故以肉桂熱因熱用，內通陽道，使太陽裏水引而竭之，當知是湯專治留著之水，滲於肌肉而為腫滿。若水腫與足太陰無涉者，又非對證之方。(《絳雪園古方選注》)

吳謙

是方也，乃太陽邪熱入腑，水氣不化，膀胱表裏藥也。一治水逆，水入則吐；一治消渴，水入則消。夫膀胱者，津液之腑，氣化則能出矣。邪熱入之，若水盛則水壅不化而水蓄於上，膀胱之氣化不行，致小便不利也。若熱盛則水為熱耗，而水消於上，膀胱之津液告竭，致小便不利也。水入吐者，是水盛於熱也；水入消者，是熱盛於水也。二證皆小便不利，故均得而主之。然小便利者不可用，恐重傷津液也。由此可知五苓散非治水熱之專劑，乃治水熱小便不利之主方也。君澤瀉之鹹寒，鹹走水腑，寒勝熱邪；佐二苓之淡滲，通調水道，下輸膀胱，並瀉水熱也。用白朮之燥溼，健脾助土，為之堤防以制水也。用桂之辛溫，宣通陽氣，蒸化三焦以行水也。澤瀉得二苓下降，利水之功倍，小便利而水不蓄矣。白朮須桂上升，通陽之效捷，氣騰津化渴自止也。若發熱表不解，以桂易桂枝，服後多服暖水，令汗出癒。是此方不止治停水小便不利之裏，而猶解停水發熱之表也。加人參名春澤湯，其意專在助氣化以生津。加茵陳名茵陳五苓散，治溼熱發黃，表裏不實，小便不利者，無不克也。(《醫宗金鑑‧刪補名醫方論》)

沈果之

　　此治小便不利之主方，乃治三焦水道，而非太陽藥也。《素問‧經脈別論》曰：飲入於胃，游溢精氣，上輸於脾；脾氣散精，上歸於肺；通調水道，下輸膀胱。水精四布，五經並行。此方用桂以助命門之火，是釜底加薪，而後胃中之精氣上騰；再用白朮健脾，以轉輸於肺；而後用二苓、澤瀉，運水道上升已而降。其先升後降之法，與《內經》之旨，滴滴歸源，復與太陽何涉？《傷寒論》治小便不利，汗出而渴者，五苓散主之；不渴者，茯苓甘草湯主之。蓋渴為陽氣不足，水不上升也，不升則不降，故用肉桂以升之，二苓、澤瀉以降之，而用白朮一味，以為中樞。乃注者莫不以渴為熱入膀胱，津液被劫所致，如果熱入而復用桂、朮，以溫液耗津，又二苓、澤瀉以滲之，是熱之又熱，耗之又耗，速之斃矣。且不渴者，反不用五苓，而用茯苓甘草湯，可知不渴則無須桂、朮之蒸騰津液，而桂、朮之非治太陽，而治三焦，更不待言矣。有小便不通而以桂枝易桂者，此必命門之火未衰，而外有太陽表證，因邪傷太陽，傳入三焦，故表邪未解，而三焦之水道不利，即《傷寒論》所謂「中風發熱，六七日不解而煩，有表裏證，渴欲飲水，水入則吐者，名曰水逆，五苓散主之」是也。表證為太陽不足，故用桂枝以宣陽氣，通津液於周身，即經文「水精四布，五經並行」之旨，非用之以通水道下出也。裏證為三焦之氣化不宣，故用二苓、澤瀉以通三焦之閉塞，非開膀胱之溺竅也。夫下焦之氣化

不宣,則腹膨而小便不利,水蓄膀胱,此乃水蓄於膀胱之外,不能化入膀胱,故用五苓以化之。亦有用桂枝而效者,因衛出下焦,助太陽氣化以運之,非為太陽腑內之水蓄也。如三焦既將水氣運化入於膀胱而不出,此真太陽腑內痹而不宣,即胞痹症也。《素問・痹論》曰:胞痹者,少腹膀胱按之內痛,若沃以湯,澀於小便,上為清涕。水在膀胱之內,是膀胱脹滿而非腹脹,故按之內痛,若沃以湯;其溺孔之道痹而不通,故澀於小便;膀胱痹氣隨太陽經脈之行以從巔入腦,故上為清涕。此真太陽本腑水結膀胱之內,而非腹中膨脹之小便不利也。總之,水入膀胱之內,方屬太陽;若水在膀胱之外,腹膨滿而小便不利者,此臟腑之外,軀殼之內,三焦主之。虞天民曰:三焦者,指腔子而言也。故治腹滿腫脹之症,設使一味利水,則三焦之氣更不能施化,而膀胱津液為之下竭,非仲景五苓之意也。(《吳醫匯講》)

章楠

　　此主在傷寒門,為兼治太陽經腑之病,應用桂枝。故論曰:中風發熱,有表裏證。可知當用桂枝以行表,故又言汗出愈,不然二苓、澤瀉下泄之力勝,焉能使其行表出汗乎?若無表證,宜用肉桂,則其化氣行水之功更勝也。蓋是方無論用桂、用枝,皆為宣化三焦之法,即非太陽之主方,何也?以三焦司一身表裏升降之氣,內自脾胃,外達肌膚,必由三焦轉輸,故三焦氣和,則內外通利,二便自調,然其升降之機,又在脾之

健運。故此方用朮健脾，以桂通陽，陽氣運化，水道流行，乃以二苓、澤瀉匯入膀胱而泄，所以《經》言三焦者，水道出焉，屬膀胱，而膀胱為三焦之下游也。又曰：氣化則能出焉。謂三焦之氣宣化，而膀胱之水方能出也，仲景又用此方治療霍亂。霍亂，脾胃病也，因三焦氣阻不得升降，而致吐利交作，則其非太陽主方，理可見矣。若治霍亂，當用肉桂為宜。（《醫門棒喝·傷寒論本旨》）

陳恭溥

五苓散，轉輸脾氣，下行四布之方也。凡脾不轉輸，煩熱而渴，小便不利者用之。又說：方中茯苓、白朮補脾氣，豬苓、澤瀉利水道，桂枝通經解肌，合以為散，使其水津四布，五經並行，脾機一轉，諸證悉平矣。白飲所以助脾氣，暖水乃充膚熱肉，淡滲皮毛之助也，散曰汗出癒。（《傷寒論章句方解》）

費伯雄

溼為地之氣，其中人也緩，其入人也深，其為病也不可以疾而已。坐臥卑溼，汗漬雨淋，此溼之自外來者也；多食濃膩，過嗜茶酒，此溼之自內生者也。治溼必先理脾，脾土健運，始能滲溼，此定法也。又須分利，使濁陰從下而出，亦定法也。五苓散，仲景本為脈浮、小便不利，微熱消渴，表裏有病者而設，方中宜用桂枝，不可用肉桂，後人遂通治諸溼、腹滿、水飲、水腫、嘔逆、泄瀉、水寒射肺、或喘或咳、中暑煩渴、身熱頭痛、膀胱熱、便祕而渴、霍亂吐瀉、痰飲溼瘧、身痛身重

第三章　源流探究與方劑解析

等症。總之，治寒溼則宜用肉桂，不宜用桂枝；若重陰生陽，積溼化熱，便當加清利之藥，並桂枝亦不可用矣。至加減之附方，各有宜稱，亦當細細參之。（《醫方論》）

第三節　現代醫家方論

冉雪峰

《傷寒》、《金匱》，均用此方。觀傷寒多飲暖水，汗出癒，裏氣化，則外氣化，外氣化，則裏氣化，內外豁然，亦活潑潑一片化機。方制用澤瀉獨多，澤瀉不僅使有形水質下行，且能使無形水氣上滋，曰澤曰瀉，昭其實也，但人多知其瀉，而不知其澤，所以對重用澤瀉意義，殊少體會。渴者加朮，朮只能培中，脾不能上輸時，非澤瀉導之使上，何能敷布液澤，潤沃涸熯，觀此，則本方精義，躍躍紙上。河間桂苓甘露飲，係此方加三石，雖各有適應，尚泥形質，細勘正與此等精義，上下懸絕。學者欲探方學深層意蘊，此等吃緊處，不可不猛下一參也。（《歷代名醫良方注釋》）

矢數道明

構成本方之藥物，大部分為利水之味。由於有淡滲之味，故有調節機體內水分平衡之作用。五苓散之作用可做如下解釋，它能調節細胞及血液之水分，緩解因滲透壓降低所致之抗

利尿作用。尤其對於本方證血液中之水分，血管外之水分，即體腔及組織內水分平衡破壞時；組織及體腔內有多餘之水分；血液濃稠不能滋潤時，本方有調節作用；五苓散能將胃內及其他體腔腔管外之水分送入血中；滋潤血液而止口渴；血液滋潤則自能利尿，也能除煩安眠。本方名五苓散之苓者，即豬苓之苓，以此為主藥。豬苓長於利尿解渴，滲泄之效最佳；茯苓長於行氣導水，逐胃內停水；白朮善於通利上中下三焦之水；澤瀉如水流傾瀉，故能行水；桂枝發散肌表，更能上行，使之氣血發泄透達，有通調表裏上下之功。即以此五種藥物相配合，調節水分之平衡，促進強而有力之利尿作用，從而達到治療諸疾。（《臨床應用漢方處方解說》）

于世良

方中重用澤瀉為君藥，入膀胱經，利水滲溼；茯苓、豬苓為臣藥，甘淡滲溼，通調水道；以白朮為佐藥，甘溫培土，健脾燥溼；桂枝為佐，既能解肌發表，又能溫陽化氣行水。諸藥共奏利水滲溼，化氣行水之功效。（《中醫名方精釋》）

李飛

本方用桂枝助膀胱氣化而利小便，又能發汗解表而治表證，對蓄水證表邪未解者，服之可使經腑之邪併除。但本方應用以膀胱氣化不行的小便不利為主，表證的有無不居主要地位。世醫推而廣之，以其治療痰飲、水腫、泄瀉等證，認為桂在五苓散中的作用，主要是溫腎化氣而通利水道，故宜用肉桂。據

現代藥理研究，二者的精油都含有桂皮醛，具有擴張血管，促進血液循環作用，均有助於利尿，故皆可選用。但在兼有表證時，仍以用桂枝為宜。關於方中的君藥，眾說不一。成無己、許宏等以為茯苓為君，汪昂則以二苓為君，吳謙則主張以澤瀉為君。從本方主治分析，水飲內蓄，當以滲泄為主，方中澤瀉用量獨重，為一兩六銖，利水作用較強，而茯苓、豬苓均為十八銖，故以澤瀉為君之說，比較愜當。（《中醫歷代方論選》）

　　總結：關於本方君藥、方證病機、病變部位及方中桂為何物，歷代醫家眾說紛紜。另外，對「煩渴飲水」一症的鑑別診斷及治療，眾醫家也做了詳細論述，如許宏認為發汗後，煩渴飲水，脈洪大者，用白虎湯；內熱實，脈沉實者，用承氣湯；煩渴欲飲水，脈浮者，用五苓散。柯琴則認為「煩渴飲水，治之有二法：表證已罷，而脈洪大，是熱邪在陽明之半表裏，用白虎加人參，清火以益氣；表證未罷，而脈仍浮數，是寒邪在太陽之半表裏，用五苓散飲暖水利水而發汗」。對於「多飲暖水」之用意，眾醫家之論基本一致，認為是為了助膀胱水府之津（沈明宗）；充腹熱肉，淡滲皮毛（陳恭溥）；欲使表裏分消其水（尤在涇）；令汗出癒（吳謙）。還有醫者對五苓散的運用提出了告誡，如吳昆曰「小便不利亦有因汗、下之後內亡津液而致者，不可強以五苓散利之」。總而言之，歷代醫家對五苓散的論述較為全面、深入，儘管有所偏頗，甚至有不敢苟同之論，仍不失為寶貴資料，值得研讀。

上篇　經典回顧

中篇

臨證新論

　　本篇從三個部分對五苓散的臨證進行論述：第一章臨證概論對古代和現代的臨證運用情況進行了整理；第二章介紹經方的臨證思維，從臨證要點、與類方的鑑別要點、臨證思路與加減、臨證應用調護與預後等方面進行展開論述；第三章為臨床各論，從內科、外科、婦科、兒科等方面，以臨證精選和醫案精選為基礎進行細膩的解讀，充分展現了中醫「異病同治」的思想，為讀者提供廣闊的應用範圍。

中篇　臨證新論

第一章

五苓散臨床概說

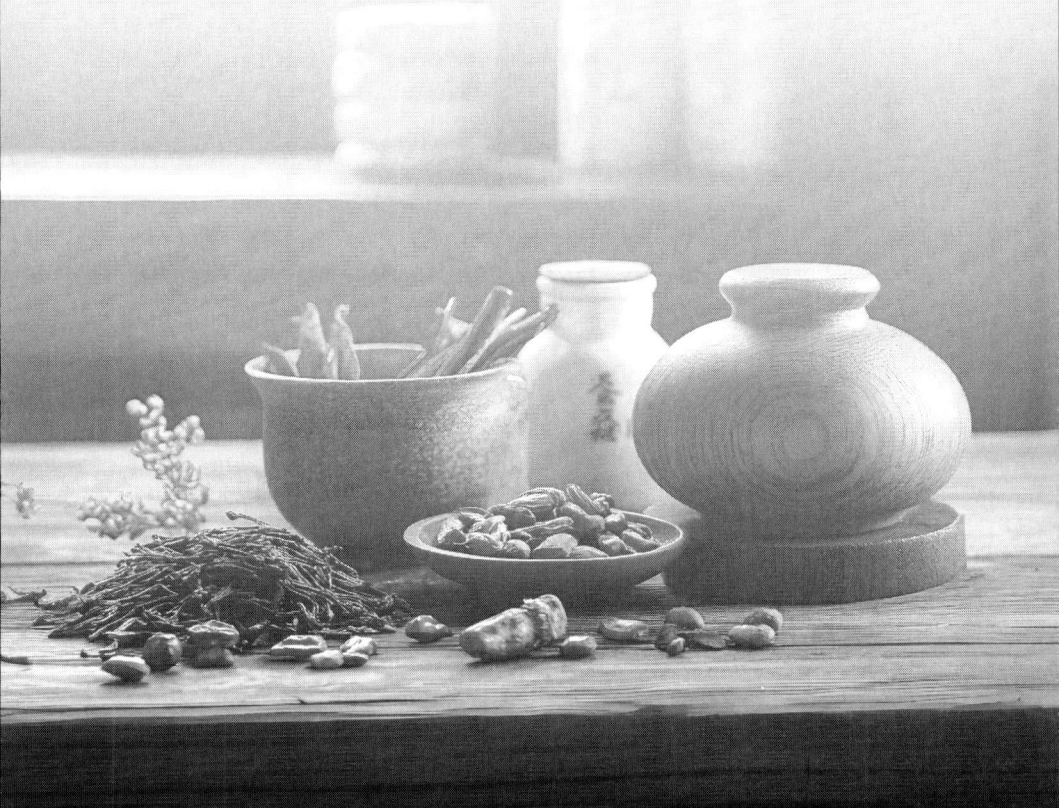

第一節　古代臨證回顧

　　五苓散在《傷寒論》、《金匱要略》中有多處提到。觀其諸證，不出三條：一者外有表證，內停水溼。症見頭痛發熱，煩渴欲飲，或水入即吐，小便不利，舌苔白，脈浮；二則水溼內停的水腫、身重、泄瀉、小便不利，以及霍亂吐瀉等證；三乃痰飲，臍下動悸，吐涎沫而頭眩，或短氣而咳者。太陽經證，表邪未解，內傳太陽膀胱之腑，水蓄下焦，形成「太陽經腑同病」。《黃帝內經》云：「膀胱者，州都之官，津液藏焉，氣化則能出矣。」外有太陽表邪，故頭痛發熱脈浮，內傳太陽腹致膀胱氣化失常，則小便不利，水蓄不行致津液不得輸布則煩渴欲飲，飲入之水不得輸布，則水入即吐，即成「水逆證」。《黃帝內經》云「諸溼腫滿，皆屬於脾」，脾虛，土不運水，水溼氾濫於肌膚經脈，而成水腫，水溼不化，故小便不利。中陽素虛，復感外邪，使腸胃正常機能紊亂，清不上行，濁不下降，則吐瀉交作，而為霍亂。水飲內蓄於下，則臍下動悸，上逆則吐涎沫，阻礙清陽則頭眩，凌於肺則為痰飲而咳。

　　宗仲景《傷寒論》中五苓散治太陽蓄水證，《金匱要略》中治癲眩的水氣病之旨，後代醫家尊其根，拓其源，充分發揮五苓散的優勢運用於臨床並獲得很好效果。古有《千金方》用以治療時行熱病、狂言、煩躁不安；《太平惠民和劑局方》用以治療傷寒溫熱病、霍亂吐利；《朱氏集驗方》用之治療偏墜吊疝；《濟

生方》用加味五苓散治伏暑熱二氣，及胃溼泄瀉注下；《直指方》用之治療溼證。其化裁方茵陳五苓散治溼熱發黃（《金匱要略》）；胃苓湯治傷溼食滯、脘腹脹痛泄瀉、小便短少（《丹溪心法》）。四苓散治溼傷脾胃、便溏尿少（《明醫指掌》）。本方加寒水石、滑石、石膏，名桂苓甘露飲，治溼熱蘊結、小便不利、煩熱而渴等症。

《醫宗金鑑》：本方加人參，名春澤湯，其意專在助氣化以生津。

《醫方集解》：本方去桂，名四苓散。東垣云，無惡寒證，不可用桂。周揚俊云，五苓為渴而小便不利者設，若不渴，則茯苓甘草湯足矣，若但渴，則四苓足矣。

《傷寒百問》：五苓散，治瘴氣溫瘧，不服水土，及黃疸或瀉者，又治中酒噁心，或嘔吐痰水，水入便吐，心下痞悶者。又治黃疸，如橘黃色，心中煩急，眼睛如金，小便赤澀，或大便自利者。若治黃疸，以山茵陳煎湯下。

《三因方》：己未年，京師大疫，汗之死，下之死，服五苓散遂癒。

曾世榮：小兒驚風及泄瀉，並宜用五苓散以瀉丙火，滲溼土，因其內有桂枝，能抑肝風，助脾土也。

《傷寒三書》：五苓散加石膏、寒水石、滑石、甘草，而為苓桂甘露散，治溼熱病之吐瀉，煩渴，小便赤澀，大便急痛等症。

《瘟疫論補法》：五苓散去桂枝，以陳皮易白朮，名四苓散，治瘟疫傳胃之口渴者。

《千金方》：主時行熱病，但狂言，煩躁不安，精采言語，不與人相當者方。

《外臺祕要》：深師療髮白及禿落，茯苓朮散方：白朮一斤、茯苓、澤瀉、豬苓各四兩、桂心半斤，上五味搗散，服一刀圭，日三，食後服之，三十日髮黑。

《太平惠民和劑局方》：本方加辰砂，名辰砂五苓散。治傷寒表裏不解，頭痛發熱，心胸鬱悶，唇舌乾焦，神思昏沉，狂言譫語，如見鬼神，及瘴瘧煩悶不省者。如中暑發渴、小便赤澀，用新汲水調下。小兒五心煩熱，焦躁多哭，咬牙上竄，欲成驚狀，每服半錢，以溫熱水下。

《直指方》：治溼證，小便不利。《經》云：治溼之法，不利小便則非其治。又治傷寒煩渴，引飲過多，小便赤澀，心下有水氣者。又欲使水飲流行，每服二錢，沸湯調下，若小便更不利，則防己以佐之。

《朱氏集驗方》：本方加大附子一只，取空，入五苓散內，炮熱，上為細末，用薑湯下。

《類聚方廣義》曰：霍亂吐下之後，厥冷煩躁，渴飲不止，而水藥共吐者，宜嚴禁湯水菜物，每欲飲水，則與五苓散，但一帖分二三次服為佳，不過三帖，嘔吐煩渴必止，吐渴若止，則必厥復而熱復，身體惰疼，仍用五苓散，則必縶縶汗出，諸

證脫然而癒，此五苓散與小半夏湯之分別。

《類聚方廣義》：此方治眼患，與苓桂朮甘湯略似，而彼以心下悸，心下逆滿，胸脅支滿、上衝等證為目的，此以發熱、消渴、目多眵淚，小便不利為目的。二方俱以利小便而奏效。

《醫方口訣集》「予嘗治平野莊一人，傷寒發熱，口燥而渴，與水則吐，後用湯藥亦吐，諸醫袖手，請治於予」診脈，數數，記得《傷寒論》中，「中風六七日，不解而煩，有表裏證，渴欲飲水，水入則吐，名曰水逆，五苓散主之」之言，遂以五苓散末，白飲（係白米湯飲，一作白湯飲）和服，一七知，三七已。又：治江府安藤氏之家人，消渴經年，且胸脅支滿，而頭暈，與五苓散加甘草，水煎，使服之，不三劑，諸證悉治，此蓋用《金匱》苓桂朮甘湯及五苓散二法也。

《續建珠錄》：和州某（上略），自客歲，食三倍於少壯，至今年而舐渴，飲水數升，未嘗腹滿，近頗自警，以數合為度，如是能飲能食，謂當見肥而反日瘦，他亦無所苦，先生診之，問及其他，答曰：唯腹皮麻痺，小便頻數耳，乃與五苓散服之，不日而渴癒。

《成績錄》曰：一男子患消渴，日飲水數斗，小便亦多，食倍於平日，先生與以五苓散，服月餘，奏全效。

五苓散所治之病不一，各醫家觀點也有所差異，但其病機總屬膀胱氣化不利，主證是小便不利。如能掌握此者，則用藥多可直達病所，均能見效。

第二節　現代臨證概述

一、單方妙用

　　方劑作為中醫臨床疾病用藥的主要方法，其基本要求是安全而有效。首先要有效，這是作為藥物的前提；其次要安全，要保證不能損害服用者的健康。要做到這兩點，必須要明確方劑的應用指徵。中醫臨床使用方藥的指徵，根據歷代醫家的臨床用方的特點，不外乎病、證和人三個方面。用什麼方治療何種疾病，這在所有醫學當中都是最基本的內容；而對於症候和方劑的關係，則是中醫學的所特有的；「因人制宜」的思想則更是中醫學重視「人的因素」的體現，所謂的「人」也就是體質的問題。對於五苓散而言，其應用指徵主要就是五苓散的疾病譜、方證、體質三個方面。

　　所謂五苓散的疾病譜，就是五苓散所主治的病症。仲景原文用於水逆證、發熱煩渴、口渴而小便不利、霍亂有熱而多用水者、癲眩、黃疸等病症。

　　五苓散方證的內容構成，主要由基本的症候表現所組成，再按照症候的典型與否，可分為典型方證和不典型方證。透過對《傷寒論》和《金匱要略》中所記載的五苓散原文的症狀和醫案中主治疾病、症狀的統計分析，再根據五苓散所主治疾病中外感、內傷的不同、分兩類歸納五苓散的方證如下：

第一章　五苓散臨床概說

1. 五苓散的典型方證

（1）口渴而小便不利，或嘔吐，或腹瀉，或無汗而浮腫，或自汗，或頭痛。

（2）頭暈而悸，或吐涎，或心下有振水音。

（3）伴有發熱者脈象多浮數，舌象不定，無熱者脈象多沉，舌質多淡或黯淡，舌苔多白潤甚則水滑或白膩，舌體多胖大或邊有齒痕。

2. 五苓散的不典型方證

（1）以小便不利為主要表現的疾病：如急慢性腎盂腎炎、急性膀胱炎、輸尿管結石、術後膀胱麻痺、前列腺增生、尿瀦留以及夜尿增多、多尿症等。

（2）以煩渴多飲為主要表現的病症：如尿崩症、小兒多飲症、糖尿病、週期性 ACTH、ADH 分泌過多症、精神性多飲多尿症等。

（3）以水腫、體液停留為主要表現的疾病：如急慢性腎小球腎炎、腎病症候群、早期腎功能不全、特發性水腫、心源性水腫、陰囊水腫、肝硬化腹水、心包積液、胸腔積液、腦積水、顱內壓增高症、視網膜水腫、腎積水、青光眼、內耳迷路水腫、血管性水腫、胃瀦留、關節腔積液、羊水過多等。

（4）以嘔吐為主要表現的疾病：如急性單純性胃炎、感冒性

079

嘔吐症、幽門阻塞（不完全）或幽門黏膜水腫、酒後嘔吐、食物中毒性嘔吐、誤食毒品、小兒自家中毒症、妊娠嘔吐等。

（5）以腹瀉為主要表現的疾病：如嬰幼兒輪狀病毒腸炎、急性腸炎、流行性腹瀉、消化不良、飲酒吃肉等導致的腹瀉等。

（6）以頭暈、頭重為主要表現的病症：如梅尼爾氏症、中暑、癲癇、一氧化碳中毒症、眼睛屈光不良、假性近視、暈車船、暈飛機等。

（7）以疼痛為主要表現的疾病：各種頭痛如偏頭痛、頑固性頭痛、慢性頭痛、顱內壓增高性頭痛、醉酒頭痛、腦膜炎、青光眼頭痛、顱內腫瘤、硬膜下血腫、感冒或流感引起的發熱頭痛等；以及帶狀皰疹引起的皮膚神經痛、牙痛、三叉神經痛、腹痛、經行腹痛、關節痛、坐骨神經痛等。

（8）以其他症狀為主要表現的各種病症：包括外科的術前術後，五官科的中心性漿液性脈絡膜視網膜病變、急性青光眼、卡他性結膜炎、假性近視、夜盲症、急性淚囊炎、旋耳瘡（外耳溼疹）、中耳炎、突發性耳聾、過敏性鼻炎、復發性口瘡、彌漫性聲帶息肉等。

根據《傷寒論》、《金匱要略》的論述，大致概括五苓散體質為面色多黃白，或黃暗，身體多困重疲乏。常煩渴而不欲飲，或雖飲水而渴不解，甚者水入則吐；或容易出現浮腫，以面目虛浮為多見，常表現為晨起面浮腫，或下肢易浮腫，甚者可有器質性疾病發生而出現腹水、胸水；或容易小便不利，尿量多

第一章　五苓散臨床概說

減少；或常見嘔吐，一般為胃內容物，嘔吐多不費力；或容易腹瀉，一般呈水樣，量較多；雖常見嘔吐、腹瀉，但吐瀉之後，身體多不見明顯衰弱。舌質多淡；舌苔多薄白或白膩，甚者水滑；舌體多胖，邊有齒痕，或舌體瘦而舌苔水滑。脈象多沉。體型特徵不定，虛胖者多肌肉鬆軟而易浮腫，實胖者肌肉充實而易腹瀉；瘦者胃部易停水而常有振水音，多伴有食慾不振、腹脹滿。

不論是根據疾病臨床表現、方證還是體質判斷，五苓散的臨床應用均有較好的效果，單方加減運用亦有諸多臨床案例。

◎案

馬某，女，75歲。2009年3月初診。年輕時即患便祕，每2～3日一行，自懷孕生產後日益加重，往往5～6日一行，便乾呈顆粒球狀，並患內外痔多年。來診時體倦乏力，面色淡黃，腹脹不排氣，大便已8天未解。問其食慾一般，夜尿頻，同時患有高血壓病，長期服用降血壓藥。症見：舌質淡紅，舌苔薄白少津，脈沉弦細。中醫診斷為便祕。辨證為氣虛無力運化水液，致便結難下。方用五苓散加減。

處方：豬苓15g，澤瀉20g，白朮30g，茯苓15g，桂枝6g，黃耆30g，厚朴12g，甘草3g。5劑，每日1劑，水煎取汁400ml，分早、晚溫服。

二診：服藥第二天，晨起即順暢排便1次，量少，仍呈顆粒球狀，以後每天排便1次並逐漸變軟成形，腹脹亦除，夜

081

尿僅 1～2 次。原方續服，再進 5 劑。以後在此方基礎上隨證加減，但總保留五苓散原藥，又間斷服藥近 3 個月，大便恢復正常。

按本案患者多年便祕，求醫無數，增液湯、承氣湯之類必定服過，尋常治法恐無效用，根據有乏力腹脹、夜尿頻、舌淡、脈沉弦細等表現，乃辨其為腎氣虛，氣化無力，以致水液不能輸布腸道，導致大便乾結難下，遂選用五苓散加減。

◎案

湯某，男，63 歲。2011 年 10 月初診。2008 年因腹脹體檢發現肝硬化、肝占位，先於某醫院行介入治療 2 次，後一直間斷在門診服中藥調理。2011 年 10 月，患者病情加重，出現大量腹水，肝功能中麩丙轉胺酶（ALT）、天門冬胺酸胺基轉移酶（AST）及總膽紅素（TBIL）明顯升高。來診時述已抽腹水 2 次，症見：小便少，極度疲乏，厭食，面色黧黑，鞏膜明顯發黃，形體消瘦，腹脹如鼓，腹壁青筋暴露，舌質偏暗，舌苔白膩而濁，脈沉細無力。脈證合參，中醫診斷為水腫。辨證為肝脾腎俱虛、水溼濁毒瘀阻。急則治其標，治以化氣利水、泄濁逐瘀。方用五苓散加減。

處方：豬苓 30g，澤瀉 20g，白朮 30g，茯苓 20g，桂枝 6g，茵陳 30g，黃耆 30g，生大黃 9g，甘草 3g。3 劑，每日 1 劑，水煎取汁 400ml，分早、晚溫服。

二診：述服藥後小便明顯增多，腹脹減輕，大便略稀，此

為排毒利水之徵，前方既效，守方繼服 14 劑，腹脹明顯消退，尿量增多，黃疸逐漸減輕，複查肝功能，ALT、AST 及 TBIL 明顯下降。超音波顯示少量腹水。

◎案

范某，女，55 歲。2010 年 11 月 10 日初診。患者述半年前因感冒後咳嗽，未及時就醫，咳嗽日益加重，咳甚則小便出，2 個月後咳嗽治癒，但遺留小便自控無力之症，往往稍飲水或喝菜湯略多時即頻繁排尿，甚則多次尿溼衣褲，患者不敢遠行，深以為苦。症見：體型稍胖，面色淡黃少華，問其口不乾，常感乏力，納穀睡眠如常，察舌淡紅，苔薄白而潤，脈細無力。中醫診斷為淋證。辨證為腎氣虛弱、氣不行水。治以化氣行水、補腎縮尿。方用五苓散加減。

處方：豬苓 9g，澤瀉 9g，炒白朮 15g，桂枝 9g，茯苓 15g，桑螵蛸 30g，石菖蒲 15g，益智仁 20g，甘草 6g。5 劑，每日 1 劑，水煎取汁 400ml，分早、晚溫服。

二診：自第 3 劑起小便次數逐漸減少，且未出現尿褲現象。又服前方 7 劑後，改為間日 1 劑，共服 30 劑，多尿之症告癒。

◎案

方某，男，43 歲。1965 年 12 月 7 日初診。3 個月來尿不盡、尿頻、陰囊抽縮，曾查前列腺液，白血球 15～20 個／高倍視野，卵磷脂小體（＋＋），西醫診斷為慢性前列腺炎，治療效果不明顯。後轉中醫診治，以補腎疏肝等治療，症狀不減反加

重。症見：常腰痛，小便不暢，尿不盡，尿頻，食後則少腹拘急、眩暈、陰囊和陰莖攣縮，現症惡寒、頭暈加重，舌苔白，脈弦細。中醫診斷為淋證。辨證為外寒內飲。治以溫陽化氣、利溼行水。方用五苓散加減。

處方：桂枝 9g，茯苓 12g，澤瀉 15g，豬苓 9g，蒼朮 9g。3 劑，每日 1 劑，水煎服。

二診：上方服 3 劑症狀減輕，繼服 6 劑諸症基本消失。（胡希恕臨證心得）

二、多方合用

五苓散治療水逆證、發熱煩渴、口渴而小便不利、霍亂有熱而多因水者，黃疸等病症都具有很好的效果，但臨床患者多不是以單純的一個病症來就診，其往往伴隨著諸多其他疾病，單一五苓散恐不能兼顧，所以臨床用藥多與他方合用，以求全面治療，讓患者及早康復。

1. 五苓散合真武湯治療慢性心力衰竭

心力衰竭（簡稱心衰）是由於各種原因導致心搏血量下降，相對或絕對不能滿足全身代謝的一般需求時的組織瘀血、功能紊亂的一種臨床綜合病症，屬於中醫學「心悸」、「水腫」、「喘證」、「痰飲」、「胸痹」等範疇。歷代醫家透過大量臨床實踐，

第一章　五苓散臨床概說

從不同的角度提出了與心衰相關的理法方藥，迄今仍指導著臨床診療。心衰一詞，最早見於宋代《聖濟總錄·心臟門》，但所指與現今心衰含義不同。對於心衰症狀的描述最早見於《黃帝內經》，《素問·痺論》曰：「脈痺不已，復感外邪，內舍於心……心痺者，脈不通，煩則心下鼓，暴上氣而喘……」指出心痺可出現突然氣急喘促等症狀。漢代張仲景提出心水說，在《金匱要略·水氣病脈證并治》中曰：「心水者，其身重而少氣，不得臥，煩而躁，其人陰腫。」詳述心水引起的水腫及伴隨症狀。後世醫家在此基礎上對「心水」說加以充實和發展，劉完素認為心水應具備身腫、短氣、不得臥的表現，朱丹溪在其《丹溪手鏡·腫脹》中曰：「短氣不得臥為心水。」隨著中醫藥防治心衰研究的不斷進步，心衰的主症為：喘促，呼多吸少，氣急不續，動則更甚，甚則喘息不能平臥，肢體浮腫，面色蒼白，皮膚溼冷，咳吐白色或粉紅色泡沫痰，心悸，尿少，面色晦暗，唇青舌紫，脈象沉澀或結代。綜合心衰的主症及水飲證的病因、病機，心衰形成的病機為：心腎陽氣虛衰，涉及脾肺氣虛，無以化氣行水，而致水飲內停，水不利則為血，而見瘀水互結的本虛標實證。心腎陽虛為本，水瘀互結為標。根據心衰的中醫病機，確定其治療原則為標本兼顧，虛則補之，實則瀉之。由治療原則確定其基本的治法為溫、宣、化、燥、利、活六法。根據治則治法，依法立方，據方遣藥，以真武湯和五苓散為主方加減。

處方：製附子 15g，桂枝 10g，白朮 12g，茯苓 12g，豬苓 10g，澤瀉 10g，生薑 10g，赤芍 10g，白芍 12g，川牛膝 10g。

◎案

某，女，61歲。1995年3月27日初診。其夫代訴：患者素有咳喘宿疾，曾查胸部 X 光，診斷為普遍性肺氣腫。1994年冬天以來，咳喘、胸悶、心悸，並逐日加重，服中西藥未見效果，以至近來，咳喘頻作，稍動尤甚，只可端坐呼吸，不能平臥，飲食減少。疲倦乏力，汗出肢涼，口乾欲飲，小便短少，故邀中醫診治。體格檢查：頸靜脈怒張，兩肺溼性囉音明顯，並哮鳴音，第二心音亢進，律如奔馬，腹脹，肝脾腫大，雙下肢浮腫，按之如泥。面色晦暗無華，口唇發紺。近10天來，曾2次出現神志障礙，經土法搶救復甦。苔白潤，舌黯淡，脈沉細。西醫診斷為心力衰竭。中醫診斷為喘證。辨證為心腎陽虛、水飲內停、凌心射肺。治以溫補腎陽、強心利尿。上午方用真武湯合生脈散加減。下午方用四君子湯合五苓散加減。並囑其家人晝夜侍候，以防不測。

處方1：白芍 10g，茯苓 30g，白朮 30g，製附子 15g，黨參 25g，麥冬 10g，五味子 3g，生薑 5片。每日1劑，水煎，上午服。

處方2：黨參 25g，茯苓 30g，白朮 30g，桂枝 30g，豬苓 10g，澤瀉 10g，炙甘草 3g。每日1劑，水煎，下午服。

二診：4月5日。謂上方已如法服用10天，下肢浮腫已經消

退，喘咳、心悸減輕，知飢思食，精神好轉，已能起床活動。此為水飲已去，心腎陽復，開始步入坦途之佳兆。

處方：白芍 10g，茯苓 30g，白朮 20g，製附子 15g，黨參 25g，麥冬 10g，五味子 5g，桂枝 20g。連服 10 天，每日 2 劑。

4 月 15 日來電告知，服上方後，咳喘、心悸明顯減輕，已能勝任輕微家務勞動。囑上方每日 1 劑，緩圖治之，至今時逾 4 個月，病情穩定。

2. 生脈五苓散合腎氣丸治療肺心病

慢性肺源性心臟病（簡稱肺心病），是由肺部的慢性病變引起肺循環阻力增大，肺動脈壓增高，最後導致右心衰竭的一組疾病。中醫無肺心病的記載，根據該病咳嗽、咳痰、氣喘、胸悶、浮腫的臨床症狀，可歸屬於咳、喘、肺脹、痰飲範疇。本病多由慢性支氣管炎、哮喘、肺氣腫發展而成。肺心病是一個反覆發作並漸進加重的疾病，緩解期的治療對於阻止疾病進展，減少患者發病，提高患者生活品質，減輕患者家庭及社會的經濟負擔等方面具有極為重要的價值。

肺主一身之氣，腎主納氣。肺腎合作共同完成水液正常代謝。水液代謝障礙，肺腎二臟常相互影響。《素問・水熱穴論》說：「故水病下為胕腫大腹，上為喘呼不得臥者，標本俱病。」又說：「其本在腎，其末在肺，皆積水也。」說明水腫病不能平臥而喘，雖與肺有關，但其根本仍在於腎。腎有納氣的作用。

腎中精氣充盛，吸入之氣經過肺的肅降，才能下納於腎。若腎氣不足，攝納無權，氣浮於上，就出現喘息。本例患者，長期咳喘，腎肺之氣虛損。進一步損及心氣。古人曰：「氣為血帥，血為氣母，氣行則血行，氣滯則血滯。」血不能輸布周身循流，出現瘀血阻滯，故臨床上有喘息、胸悶、氣短、心悸、口唇發紺、水腫等症狀。

◎案

蒙某，男，65歲，已婚。患者咳嗽、喘息20餘年。隨氣候變化更甚，每年冬春季節發作頻繁。經常在當地醫院用抗感染藥、止咳平喘藥，及對症治療，方能緩解。但是20年來，時起時伏，反覆發作，不能根治。近3年來，發作更為頻數，伴有心悸、胸部滿悶不舒、口唇發紺、腹部及四肢水腫。曾在醫院住院治療1月餘，診斷為慢性肺源性心臟病。用抗生素、強心利尿藥、止咳平喘藥及對症治療，好轉出院。出院後仍隨氣候變化，反覆咳嗽，喘息，氣短，甚則心悸、水腫，反覆用抗感染、止咳平喘，強心利尿藥物，療效欠佳，故求中醫會診。症見：面色蒼白浮腫，張口抬肩呼吸，半臥位，口唇發紺，腹部四肢凹陷水腫。語音低微，言語斷續，身倦乏力，心悸，胸悶不舒。時有煩躁、小便量少，大便3日未解。舌淡胖大色青，苔水滑，脈濡滑無力，時有結代。中醫診斷為喘證。辨證為心陽虛衰、水飲內停。治以化氣行水、補益心肺。方用生脈散和五苓散加減。

處方：人參 6g，麥冬 15g，五味子 10g，豬苓 10g，茯苓 10g，白朮 10g，桂枝 6g，澤瀉 15g，炙麻黃 15g，杏仁 6g，山藥 15g，山茱萸 10g，大棗 4 枚，炙甘草 6g。3 劑，每日 1 劑，水煎服。

二診：服上方後，水腫明顯消退，咳嗽、喘息、心悸、胸悶減輕、精神轉佳，脈濡滑有力而無結代。效不更方，繼服前方 3 劑。

三診：面色始有榮華，精神大振，口唇發紺消失，張口抬肩呼吸困難解除，能平臥入睡，食慾轉佳，生活自理，腹部及四肢水腫消失，舌淡，苔白滑，脈沉細有力。續服上方 5 劑。後又續服 10 餘劑，配用「腎氣丸」淡鹽開水沖服。後隨訪，近 1 年心悸、水腫未復發，能做家務勞動，精神振作，體質壯實，訴偶有外感輕度咳喘發作，告之基本治癒。

按生脈散與五苓散配伍，用生脈散補益心肺之氣；五苓散以溫陽化氣，導水下行，共奏化氣行水之功。後用「腎氣丸」調服，以補腎氣，改善腎功能，使之納氣，咳喘得平，呼吸勻調。治法以補瀉兼顧，攻補平調，標本同治，改善肺氣壅滯、痰涎內停之弊，使上實下虛的喘證痊癒。

3. 五苓散合諸方治療腎病症候群

腎病症候群是以全身高度水腫、大量蛋白尿、低蛋白血症、高膽固醇血症為特點的臨床症候群。常採用以腎上腺皮質

激素為主的綜合治療。但長期使用激素毒副作用多，且容易產生依賴性，當激素減量或停藥時容易出現病情反覆，甚至惡化。故遠期療效不令人滿意。在中西醫結合治療腎病症候群過程中，應用中藥代替激素已成為當今臨床治療該病的發展趨勢。實踐證明，以五苓散合用其他方劑為主具有調整機體免疫功能作用，能夠減輕激素毒副作用和提高緩減率，降低復發率。

　　根據臨床經驗結合患者的臨床特點，具體治療可分三部進行：①以五苓散合麻杏石甘湯為主方以解除肺衛證，清除感染。基本方藥：生麻黃、杏仁、生石膏、生甘草、桂枝、白朮、茯苓、豬苓、澤瀉、白扁豆、薏仁、山藥、蓮子、白茅根、車前子、生薑、大棗。激素原劑量服用，一般 1～2 週，經治療肺衛症狀仍存在者可以增加治療時間到消失為止。②以五苓散合麻黃連翹赤小豆湯為主方清利溼熱，消除免疫變態反應。基本方藥：生麻黃、赤小豆、連翹、酸棗仁、桑白皮、桂枝、白朮、茯苓、豬苓、澤瀉、白扁豆、薏仁、山藥、蓮子、白茅根、車前子、生薑、大棗。激素開始減量，按每日 90mg-60mg-45mg-30mg-15mg-10mg-5mg 依次遞減，一般 4 週為 1 個療程，到激素減完為止。據病情可延長 1～2 個療程，以防出現反彈現象。③以補中益氣湯合五苓散為主方健脾助腎，增強機體免疫功能。基本方藥：生黃耆、白朮、陳皮、升麻、柴胡、黨參、甘草、當歸、桂枝、茯苓、豬苓、澤瀉、白扁豆、薏仁、山藥、

蓮子、白茅根、車前子、生薑、大棗。激素減完後用本方治療至尿中蛋白完全消失、各項檢查恢復正常、臨床症狀消失為止。

在治療過程中，如果出現急性發作或感冒應換用麻杏石甘湯合五苓散治療，換制後仍按原步驟進行。在對 100 例腎病症候群患者進行上述治療後，做了 10 年追蹤觀察。男性 56 例，女性 44 例，年齡最小者 6 歲，最大者 64 歲，平均年齡 35 歲，病程最短 6 個月，最長 10 年，均屬於原發性腎病症候群 I 型，且都有長期服用激素藥史。結果顯示，完全緩解 87 例，占 87%；復發 8 例，占 8%；無效 5 例，占 5%。說明中醫藥對於激素撤減後腎病症候群治療的遠期療效能夠獲得令人滿意的結果。

4. 桃紅四物湯合五苓散加減治療膝關節積血

臨床上膝關節損傷是一種常見的損傷類疾病，大多數患者因運動而造成損傷，人體內最複雜而且最大的滑膜關節是膝關節，它由髕骨、股骨遠端、脛骨近端以及髕骨周圍的半月板、關節囊、肌肉、韌帶等部分組成。關節腔內出現積液或者積血症狀的患者臨床常多見，一般治療首先抽空積液和積血，然後在關節腔內注入增強劑，繼而進行增強掃描，進一步診斷這些損傷，同時在膝關節的損傷範圍以及程度方面進行更明確診斷。中醫認為其病機多為瘀血與水飲互結。瘀血、水飲同為有形之邪，邪阻經絡，故為腫為痛。選用桃紅四物湯與五苓散合

方，取其活血化瘀、利水消腫之意，是治療膝關節急性損傷後出現積血積液的主要方法。

◎案

王某，男，59歲。1984年7月3日初診。患者兩週前從腳踏車上摔下，右膝部著地，當時即感膝部疼痛，1小時後，膝部開始腫脹，活動受限。曾在某醫院診斷為膝關節積血，內服活血止痛散1週疼痛不減。今右膝部仍紅、腫，不能活動，傷處痛如刀割，入夜尤甚，患側下肢微腫，神疲納呆，口渴溲少，舌紅，苔白膩，脈沉滑。中醫診斷為外傷。辨證為瘀血與水飲。治以活血化瘀、利水消腫。方用桃紅四物湯合五苓散加減。

處方：當歸12g，川芎10g，赤芍10g，桃仁10g，紅花10g，乳香6g，沒藥6g，牛膝12g，桂枝5g，茯苓12g，豬苓10g，白朮10g，澤瀉10g。3劑，每日1劑，水煎服。

二診：服藥後，膝部疼痛減輕，腫消大半，膝關節已經能夠屈伸。上方再進5劑。

三診：藥後疼痛消失，神爽納增，步履輕快，告癒。

5. 葛根芩連湯合五苓散治療小兒秋季腹瀉

小兒秋季腹瀉屬中醫的「濡瀉」範疇。臨床主要症狀：起病較急，大便呈水樣，或蛋花樣，氣味腐臭，泄下急迫，呈噴射狀，每日10～20次。伴有發熱、煩躁、口渴引飲、嘔吐。甚

者兩眼窩凹陷，皮膚乾燥，睡時露睛，呼吸深快，精神淡漠，脈細弱無力，舌絳無津，苔黃乾。

臨床報導有醫家用葛根芩連湯合五苓散治療本病60例，療效頗佳。一般數據：60例中，男性48例，女性12例。6個月至1歲33例，1～2歲25例，2～3歲2例。發病季節以秋季為主。

處方：葛根6g，黃連3g，黃芩6g，甘草2g，茯苓6g，桂枝2g，白朮6g，澤瀉6g，豬苓6g。每日1劑，水煎，分3～6次口服。

效果：60例中，痊癒48例，好轉11例，無效1例。臨床發現此類患兒不但身熱、口渴，而且有腸鳴、小便不利、大便反快等臨床表現，說明不但邪熱傷腸，且水溼不化，故以葛根芩連湯合五苓散治之，以達到清熱和裏，淡滲利水，通陽化氣的目的。方中葛根解肌表之邪熱，表解則裏和，配芩連清腸之熾熱，澤瀉、豬苓、茯苓甘淡滲溼利水，白朮苦溫以健脾運溼，桂枝辛溫通陽化氣。水道利，則泄瀉自止，此即所謂「利小便，即實大便」也。葛根芩連湯合五苓散，其方苦寒清熱而不傷脾陽，溫陽化氣而不助熱，寒溫並用，合乎陰陽升降之理。若不明「溼勝則濡泄」之理，一見身熱，口渴而單純投以芩連苦寒之品，則易傷脾陽；認為津傷液少，又誤投生地黃、麥冬滋潤以助溼，則更耽誤病情，或又見泄純稀水，誤脾虛不化，投以香砂六君之劑，必然助熱瘀滯。只有抓住本證是腸熱脾溼的病理特點，辨證施治，才會用藥中病而收桴鼓之效。

6. 五苓散合六味地黃湯加味治療中心性漿液性視網膜脈絡膜炎

中心性漿液性視網膜脈絡膜炎是一種較常見的眼底病，目前對其發病機制的看法極不一致，多數學者認為該病係脈絡膜微血管通透性的改變，並非炎症所致。早期表現為眼底黃斑區水腫，隨著水腫的消退顯露出醒目的滲出，而後進入恢復期。本病不但有自限性，而且有再發傾向。初發期視力恢復往往較為理想，再發視力往往受損。中醫認為人體水液代謝主要責之肺、脾、腎三臟，肺、脾、腎三臟功能失調，可以導致人體水液代謝的紊亂而發生水液的瀦留，若影響到眼，可發生眼底黃斑區水腫。透過臨床觀察，發現中心性漿液性視網膜脈絡膜炎，主要表現脾虛或腎虛兩個類型，或二者兼有之，亦可同時出現肺氣不利或肝火上炎的臨床表現。因此健脾、補腎、利水當是其基本治療大法。五苓散健脾而利水，六味地黃湯補腎而利水，二方合用，正為合適。根據臨床兼證再佐以利肺，清肝。因為氣可以統帥血與水的運行，並且「血不利則為水」，因此在治療上還應注意到理氣與活血，尤其對於陳舊期的患者，更應在健脾補腎的同時佐以祛瘀生新之品。

臨床報導以五苓散合六味地黃湯為基本方，辨證加減治療中心性漿液性視網膜脈絡膜炎25例（29隻眼），收到較好療效。25例中，男性18例，女性7例。年齡最小者15歲，最大者61歲，多在39～45歲。單眼患病21例（左眼14例，右眼7例），

雙眼患病4例。病程最長8年，最短10天。復發次數最多6次，最少2次。發病誘因：過勞10例，情志刺激5例，過食辛熱和飲酒4例，外感6例。治療方法是健脾益腎、利水消腫。方用五苓散合六味地黃湯加減。

處方：焦白朮10～20g，茯苓15～20g，澤瀉10～15g，豬苓12g，桂心6g，熟地黃15～30g，山藥15g，牡丹皮6g，車前子12～20g，細辛5～10g，丹參12g，羌活6g，木賊6g，穀精草9g，葳蕤仁10～20g。每日1劑，水煎分早、晚2次溫服。

加減方法：

（1）偏於脾虛者：除眼部症狀外，尚有少食倦怠，短氣微言，便溏，舌淡紅，苔白膩，脈象沉弦或濡緩。當重用白朮、茯苓，加蒼朮12g，陳皮6g，清半夏9～12g，草荳蔻10g。

（2）偏於腎虛者：除眼部症狀外，尚有腰膝痠軟，脈象沉細，尺脈尤弱。當重用熟地黃，加肉桂10g，淫羊藿15～30g，鹿啣草1～30g，肉蓯蓉10g。

（3）兼有肝火上炎者：除眼部症狀外，尚有頭暈耳鳴，健忘易怒，面紅口乾，心煩不寐，舌紅無苔，脈弦細數。當加用鹽黃柏9g，鹽知母9g，夏枯草10g，柏子仁9g，首烏藤10g。

（4）兼有肺氣不利者：除眼部症狀外，兼有頭痛眼脹、口乾不欲飲、咳嗽等症，木賊加至9g，再加荊芥穗9g，防風10g，杏仁9g。

(5) 若黃斑區水腫消退較慢，可重用車前子至 30g，木賊 12g，加赤小豆 30g。

(6) 眼前暗影減退，視物尚昏，查眼底水腫已減退，中心凹反光點不清，當酌減利水之藥，加黨參 15g，黃耆 15g，枸杞子 15g，菟絲子 9g，楮實子 9g，女貞子 9g。

治療結果療效標準：症狀消失，視力恢復 1.0 以上，眼底黃斑區水腫消退，中心凹反光點恢復定為痊癒；症狀減輕或基本消失，視力提高在 5 行（國際標準視力表）以上眼底病變好轉，黃斑區水腫消退，中心凹反光點可見，尚有少量滲出物定為顯效；症狀有好轉，視力提高不足 5 行，眼底病變略有改善定為好轉；病情無變化定為無效。治療結果：痊癒 25 隻眼，顯效 2 隻眼，好轉 1 隻眼，無效 1 隻眼，總有效率為 96.5％。一般多在服藥後 1 週左右視力開始改善，服藥 3 週左右眼底改善。痊癒 25 隻眼，平均服藥 274 劑。

7. 小柴胡茵陳五苓散方治療肝硬化腹水

肝硬化、肝腹水是慢性肝炎長期不癒變化而來，但是不少患者，在發現急性肝炎時就已經出現了肝硬化、肝腹水。因此肝硬化、肝腹水的病理和臨床症狀是虛實夾雜，交錯出現，治療上就不能截然分開。急性黃疸型肝炎，以利溼、清熱、疏肝為主；無黃疸型肝炎，以疏肝、祛瘀、和胃為主；肝硬化、肝腹水，以益氣、淡滲、祛瘀為主。

◎案

費某，男，46歲。1985年8月20日初診。1961年發現急性黃疸型肝炎，不斷治療，病情反覆。近6個月來，出現腹脹、腹水，某醫院查有食道胃底曲張，脾大，診斷為肝硬化腹水，服西藥症狀反而加重，而求中醫治療。症見：腹脹甚，胸脅滿，納差，噯氣，頭暈眼花，口乾稍苦，有時鼻衄，舌苔白，脈沉弦滑。中醫診斷為腹脹、水腫。辨證為血虛水盛、水鬱久化熱。治以養血利水。方用小柴胡湯、茵陳湯、當歸芍藥散合五苓散加減。

處方：柴胡12g，桂枝9g，黃芩9g，天花粉12g，茵陳24g，乾薑6g，炙甘草6g，牡蠣9g，當歸9g，川芎9g，白芍9g，蒼朮9g，澤瀉15g，茯苓12g，生地黃炭9g，阿膠9g。每日1劑，水煎服。

二診：9月4日。上藥服14劑後，口苦咽乾已，鼻衄未作，腹脹稍減，改服茯苓飲、當歸芍藥散合五苓散加減。

處方：茯苓12g，黨參9g，枳殼9g，陳皮30g，蒼朮9g，當歸9g，白芍9g，川芎6g，桂枝9g，砂仁9g，木香9g，大腹皮9g，木瓜9g。每日1劑，水煎服。

上藥加減5月餘，腹脹腹滿已不明顯，下肢水腫消，腹水明顯減少。囑其回原籍繼續服藥，並加服鱉甲煎丸，以圖進一步好轉。

8. 五苓散合豬苓湯治療腎結石

臨床上發生於尿道的結石多來源於泌尿系統，多是膀胱，也可發生在尿道內。男性患者中結石主要嵌頓於前列腺部的尿道、尿道舟狀窩或外尿道口。尿道結石患者排尿時的尿線極細，甚者發生尿瀦留。而且結石部位疼痛，同時伴有下尿路感染。

結石形成病因複雜，可能與全身代謝、泌尿系統局部感染和飲食因素有密切關係。有些學者將結石分為兩大類，即代謝性結石和感染性結石。尿液含有很多種成分，大致可分為晶體物質和膠體物質，晶體物質包括草酸鈣、磷酸鈣、磷酸鎂鐵、尿酸、尿酸鹽、黃嘌呤等，膠體物質主要是指黏蛋白和黏多糖類。

現代醫學將尿道結石分為原發性和繼發性兩類，其病因大致如下：原發性尿道結石，指尿道狹窄、感染、瀦留性囊腫、黏膜損傷、異物等為其病因。繼發性尿道結石，指在尿道上方的泌尿系統中形成後排入尿道並停留在尿道內，多停留在尿道生理膨大部位及狹窄部的近側，故尿道結石多見於尿道前列腺部、球部、陰莖部及尿道外口。這些因素與喝水少、經常憋尿有關。也與常喝啤酒有關。啤酒的麥芽汁中含有鈣、草酸，能使人體內的尿酸增加，為腎結石的誘因。

◎案

李某，男，47 歲。1975 年 7 月 27 日初診。自感上腹有腫物已 2 個多月，因無不適未曾檢查治療。近 1 個月來感到左上

腹疼痛前來就診，經內外科檢查，懷疑是腫瘤而收住院治療。體格檢查：上腹左右均可觸及拳頭大小實性腫物，表面不光滑，輕度壓痛，部位深且與體位無關。靜脈腎盂造影：左腎擴大，右腎未顯影。臨床診斷：雙腎腫瘤待查、腎結石待查。進行手術治療，尚等待安排手術，患者要求服中藥保守治療，因找中醫會診。症見：左腹脹痛，頭暈心悸，汗出惡風，口乾思飲，飲後渴仍不止，而心下水響，尿頻、尿澀痛，舌苔白，脈浮數，心率（HR）100次／min。中醫診斷為症瘕。辨證為表虛心下停飲而兼津傷夾瘀。治以化氣行水。方用為五苓散合豬苓湯加減。

處方：豬苓9g，澤瀉15g，蒼朮9g，茯苓12g，桂枝9g，滑石30g，阿膠9g，生大黃3g，薏仁30g。2劑，每日1劑，水煎服。

二診：上方服藥2劑後，小便增多，尿中排出綠豆大結石。3劑服完後，連續四、五天排出細沙樣結石，腹部腫物消失，其他症狀也全消失。追訪5年未見復發。

三、多法並用

《醫學心悟》謂：論病之原，以內傷、外感四字以括之。論病之情，則以寒、熱、虛、實、表、裏、陰、陽八字以統之。而論治病之方，則又以汗、和、下、消、吐、清、溫、補八法

盡之。成無己曰：五苓之中，茯苓為主，故曰五苓散。茯苓味甘平，豬苓味甘平，雖甘也，終歸甘淡。《黃帝內經》曰：淡味滲泄為陽。利大便曰攻下，利小便曰淡滲。水飲內蓄，須當滲泄之，必以甘淡為主，是以茯苓為君，豬苓為臣。白朮味甘溫，脾惡溼，水飲內蓄，則脾氣不治，益脾勝溼，必以甘為助，故以白朮為佐。澤瀉味鹹寒。鹹味下泄為陰，泄飲導溺，必以鹹味助，故以澤瀉為使。桂枝味辛熱，腎惡燥，急食辛以潤之，散溼潤燥可以桂枝為使。

　　五苓散方內既是表現中醫多法之用，諸藥合用，既可淡滲以利溼，也可健脾以運水溼，氣化以行水溼，故對水溼內停所致的各種水溼證均可治之。而且各味中藥之間各司其職，多法相參，互相關聯，缺一不可。而對於疾病，五苓散亦與他方他法並用，合作治療，期以療效更佳。

1. 五苓散合現代技術治療難治性腹水

　　臨床研究以五苓散加味結合腹水超濾濃縮回輸腹腔術治療肝硬化難治性腹水獲得了良好效果。根據中醫辨證用五苓散加味使正氣得復，瘀血得散，脈道通利，消退水溼。中西結合，雙管齊下療效顯著。顯著改善了肝硬化難治性腹水患者的臨床症狀和體徵，提高患者血清白蛋白的水平，改善了肝硬化難治性腹水患者的生活品質，且不影響患者的血電解質，不良反應發生率低。現代藥理研究證明茯苓、豬苓、白朮、澤瀉、黃耆、

當歸、柴胡、鱉甲等有利尿、保護肝細胞功能、提高白蛋白水平、預防肝纖維化、改善肝內微循環、保護腸黏膜、減少毒素、調節腹膜孔、腹水回吸收增加等作用。

2. 五苓散配合針灸治療急性腦中風後腦水腫

急性腦中風後，由於腦水腫或腦組織受壓，大腦皮質、丘腦下部的皮質下中樞或腦幹網狀結構的內臟基本調節中樞不能對膀胱括約肌和尿道內括約肌進行調節，使膀胱括約肌弛緩，尿道內括約肌收縮，使不少患者出現尿瀦留。特別是大面積腦梗塞或腦出血量較大者，尿瀦留為其常見併發症。急性腦中風後，為防治腦水腫，常常使用甘露醇、Furosemide 等藥以利尿脫水，因而積極治療和預防尿瀦留十分必要。

在常規給予脫水、降顱壓、穩定血壓、預防感染及中成藥的基礎上，均給予中藥。

處方：澤瀉 18g，豬苓 12g，茯苓 12g，白朮 12g，肉桂 3g，大腹皮 12g，通草 3g，竹葉 10g。水煎濃縮至 100ml，每日 2 劑，口服或鼻飼。

電針取穴：中極、氣海、關元，意識障礙者加水溝。配穴：三陰交、水道。方法：從氣海穴進針平刺透關元穴，或從關元透中極。水道：進針後沿皮向下平刺 1.5～2 寸。三陰交：直刺 1.5～2 寸，以「氣至病所」法，盡量促使針感上傳。針水溝穴時，針芒向上，反覆運針，至鼻子發酸或流淚。各穴得氣

後，接通 G6805 電針儀（應注意：主穴只能接正極，備用穴可交替接負極、正極）。電流宜用中等刺激量，頻率 140～200 次／min，斷續波，通電 15～20min。如果未見效，可延長通電時間至 40min，為治療 1 次。仍無尿，可配合無菌導尿術，間隔 12min 再治療 1 次，起效後鞏固 3 天。治療 3 天仍無效改為留置導尿術。

五苓散原方治太陽表邪未解，內傳太陽之腑，以致膀胱氣化不利之蓄水證。用於腦中風尿瀦留，取其滲利蓄水之功。方中重用澤瀉為君，甘淡性寒，直達膀胱，利水滲泄。臣以茯苓、豬苓之淡滲，增加大腹皮、通草、竹葉，增強利水之功。正如吳謙《醫宗金鑑・刪補名醫方論》中云：「澤瀉得二苓下降，利水之功倍，小便利而水不蓄矣。」白朮健脾氣而運化水溼，少佐肉桂代替桂枝，入腎經，主裏證，有溫陽化氣行水之功。諸藥配合，則膀胱利，水溼去。藥理研究證實，澤瀉、豬苓均可透過抑制腎小管對電解質和水的重吸收而發揮利尿作用。茯苓利尿作用雖弱，但五苓散煎劑卻有顯著的利尿作用，優於單味藥。

中極、氣海、關元穴，均屬任脈，任脈與足三陰經交會，中極為膀胱募穴，三穴平刺相透，配合電針，具有接通三陰的作用，足少陰腎經與膀胱經相表裏，主水液，足太陰脾經為水溼運化的樞紐，足厥陰肝經調暢氣機，氣行則水行。三陰交為足太陰、少陰、厥陰三經交會穴，水道為治小便不利要穴，各穴配合，則經絡通，水道利，使膀胱括約肌、尿道內括約肌舒

張而排尿。水溝穴為急救要穴,《針灸甲乙經》稱其可通陽開竅,寧神志,利腰脊,有意識障礙的腦中風患者用之,可醒腦開竅,促進神志清醒,恢復對膀胱括約肌、尿道內括約肌的調節功能。

中篇　臨證新論

第二章

臨證思維與實踐

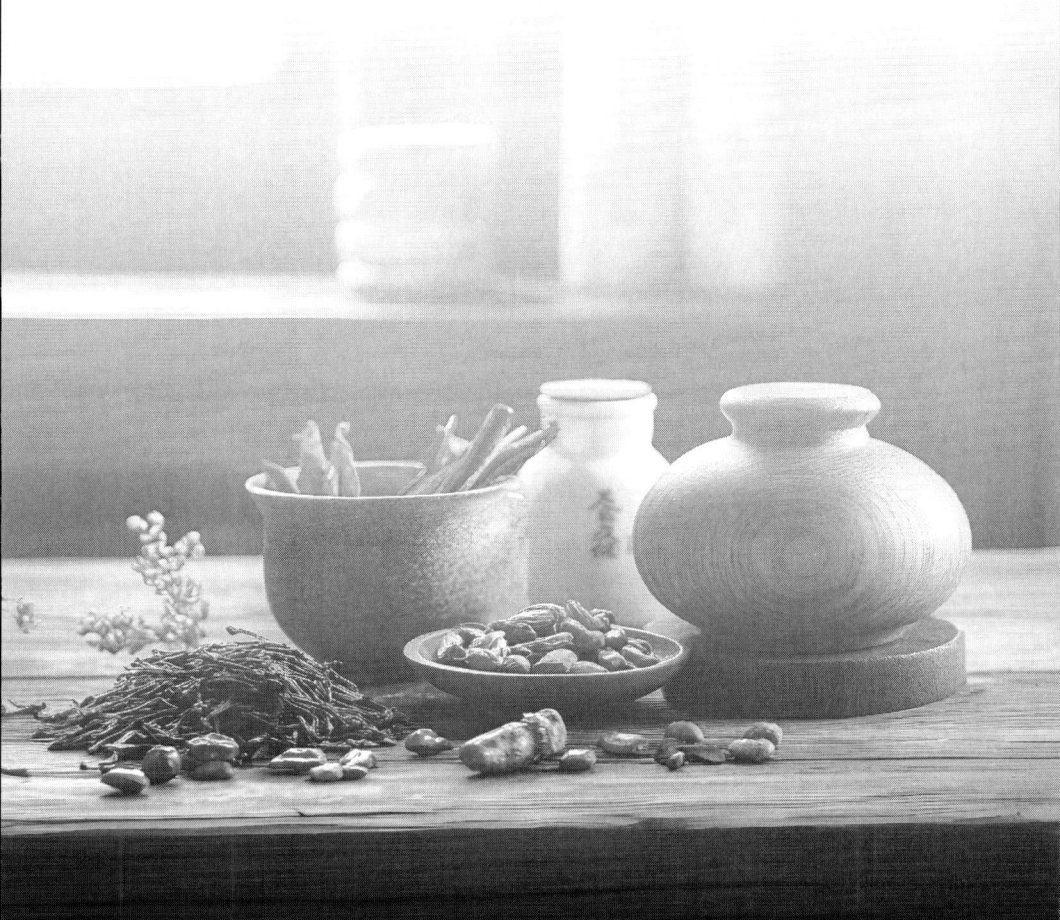

第一節　臨證要點

　　歸納《傷寒論》和《金匱要略》的論述,五苓散原始條文的主要症狀有口渴、小便不利、嘔吐、多汗、發熱等。但在臨床上單憑臨床表現是很難對某個病症做出準確診療判斷的,故根據黃煌教授提出「方－病－人」的診療模式,強調方(證)、疾病、人(體質)三者之間的對應,並把三者稱之為「方證三角」,對於方證的研究亦以探索三者之間的關係為主,對於五苓散的研究也從發病機制、體質、方證、疾病譜等方面進行說明。

1. 著重機制

　　五苓散臨床應用廣泛,因此掌握本方的機制尤為重要。歷代醫家基本上都把五苓散看作化氣利水之劑。黃煌教授主張,對於古代的理論,應該盡量用現代語言進行闡釋,因此,首先把五苓散看作是一張調節人體水液分布異常的基本方,適用於所有機體水液代謝失常的病症。

2. 明判體質

　　體質的辨識,有助於快速選方和保證選方準確、用藥安全。大多肥胖,面多油光,易疲乏,舌苔多厚膩,舌體多胖大,舌質多淡或暗紫,平時食慾旺盛,腹大而按之鬆軟,多吃常常腹

瀉或大便不成形，大多缺少運動。相伴疾病：痛風、脂肪肝、高血壓等。

3. 方證歸納及說明

方證歸納，可以理解典型的方證特點，有助於理解方證和擴大應用。根據仲景原文症狀及黃煌教授的經驗，歸納五苓散方證如下：

（1）渴欲飲水，水入即吐，腹瀉或便溏。

（2）小便不利，水腫或有浮腫傾向。

（3）或頭暈頭痛，或悸，或自汗等。

（4）舌質多淡紅或暗紫，舌苔多白膩或水滑，舌體多胖大或邊有齒痕。

準確地理解方證，還必須對主要症狀進行解釋。五苓散主治的口渴，是一種患者自覺的口渴感，常煩渴不欲飲，或不能多飲，多飲水則腹脹難耐，也有喜熱飲者；腹瀉，包括大便次數增多或僅質地略稀溏，一般是水瀉，量較多，相反也有便祕者；小便不利，包括小便的次數、排尿量的改變，通常小便量少、次數少，也有次數增加甚至尿崩者；水腫，包括輕度的浮腫，如晨起下瞼腫脹，或午後下肢的腫脹，以及明顯的肢體水腫或體腔積液，如胸水、腹水、腦積水、關節腔積液、青光眼、膜迷路積水等。

4. 疾病譜

黃煌教授對於方證的研究，強調要弄清方劑的疾病譜，探索方劑與疾病之間的對應關係。上述病種範圍即是黃煌教授臨床應用的主要病種，當出現上述疾病，同時具有五苓散證和（或）五苓散體質者，就可考慮使用五苓散。

第二節　與類方的鑑別要點

五苓散為利水滲溼劑的第一代表方。利水滲溼劑適用於水溼內盛所致的水腫、癃閉、泄瀉等病症。此類方劑主要有通利小便的作用，前人所謂「治溼不利小便，非其治也」，正是對此而言。此類方劑中與五苓散具有相類似功效的方劑有豬苓湯、防己黃耆湯等。故對類方的鑑別對於臨床選方用藥具有重要價值。

1. 五苓散與豬苓湯鑑別要點

二者均為滲利之劑，均有豬苓、澤瀉、茯苓，都可以治療水溼內停所致的小便不利。但五苓散中配桂枝外解太陽表證，內助膀胱氣化；配白朮健脾燥溼、培土制水，有溫陽健脾行水之功，主治陽氣不化的蓄水停溼證；豬苓湯配滑石清熱利溼通淋，配阿膠滋陰養血潤燥，利水滲溼與清熱養陰並進，有育陰清熱利水之功，主治水熱互結陰傷之淋證。

2. 五苓散與防己黃耆湯鑑別要點

二者均可治療水腫、小便不利，但五苓散主治水溼內停之水腫、泄瀉、小便不利。防己黃耆湯主治肺脾氣虛所致之風水、風溼證，以黃耆為君，配伍防己及白朮等，重在益氣健脾利溼，利水消腫之力稍遜，兼能祛風通絡，主治皮水，見四肢浮腫較重，伴畏寒肢冷者。

此外，五苓散與白虎湯均可治療煩渴一症，不同的是五苓散渴而欲飲但不能飲，甚則水入即吐，兼有微熱；白虎湯之渴則是渴而引飲，飲水較多，兼有大熱。五苓散之煩渴是由水溼內停，氣化不行，津不上承而成；白虎湯則是陽明熱盛，津液耗傷所致。

五苓散與茯苓甘草湯均可治療停飲蓄水證，均有溫陽化水之功。不同的是：前者重在溫化膀胱以利小便，主治水蓄於下、口渴、小便不利；後者重在溫化胃陽以蠲水飲，主治水停於中、口不渴而心下悸。

第三節　臨證思路與加減

1. 用方新思路

以心下痞滿，或伴有腹中有水聲為基本要點。

以心下悸動不安為審證要點。

以舌質偏紅，苔薄黃，脈浮或緊或沉為鑑別要點。

可能有大便失調、小便不利。

可能有口乾燥而渴，或渴不欲飲水，或水入口即吐。

病機：水氣內結而逆亂上下。

以上 6 個方面，其中病機是辨證的必備條件，前三項中只要具備兩項，即可得出正確診斷結論，至於其他方面均為病變證機可能出現的症狀表現，只作為辨證時的參考，而不作為辨證中的必要條件，然後即可用五苓散。

胡希恕認為五苓散是一張調節人體水液代謝分布異常的方劑。水液的異常分布，《傷寒論》的注家們稱之為「蓄水」證。但「蓄水」時水液並非僅僅停留在下焦的膀胱，可以停留在人體的任何部位。蓄於下則小便不利；蓄於中則見「心下痞」和水入則吐的「水逆」；蓄於上則見「吐涎沫而癲眩」；蓄於表則有汗出；蓄於腸則有下利；蓄於肌膚則有水腫。至於現代醫學中青光眼的眼壓增高，梅尼爾氏症的內耳迷路積水，以及腦積水、肝腹水、胸腔積液、心包積液等，都可以認為是「蓄水」的表現形式。只要出現口渴、小便不利、舌體胖大、邊見齒痕者，都可以考慮使用本方。一般臨證常將五苓散用於以下疾病。

一是以腹瀉、大便稀溏為表現的疾病，如夏秋季節的腸炎，包括小兒的腹瀉都常常用到。這類疾病往往表現為水樣的泄瀉，次頻無度，甚或空洞無物。多伴有腸鳴、小便不利、渴欲飲水，久用抗生素而不見效。此類腹瀉，前人謂之「洞泄」，

五苓散是針對這類泄瀉的特效方。如曹穎甫先生常以之治洞泄,其醫案載「大南門郭左,洞泄當分利,川桂枝一錢、豬苓、茯苓各三錢,生白朮三錢,炒澤瀉二錢」。

二是治療以水腫、腹水等為表現的疾病。如腎臟病的水腫、肝腹水,以及庫欣氏症候群的水鈉瀦留性肥胖。某醫曾治療一肝腹水患者以高熱、水瀉入院,伴有口乾、大便稀、下肢水腫、輕度黃疸,投以茵陳五苓散腹水得退。庫欣氏症候群患者多表現為肥胖、水腫,女性還有月經量減少,多毛。舌體多胖大,邊有齒痕。本方加生石膏、滑石、牛膝。

三是其他水液代謝障礙性疾病。諸如多汗症,用黃耆、麻黃根等固表止汗藥無效者,當細審有無口渴、小便不利之方證。對此,《傷寒論》第 73 條明言「傷寒汗出而渴者,五苓散主之」。青光眼、假性近視等眼病,也有用本方的機會。其人視物眩而不舒,類似於《金匱要略》中所載的「癲眩」。另外,某醫以此方治療一例腦下垂體腫瘤,症見口渴、手抖、視力下降、大便稀、下肢腫。用本方後口渴、手抖、水腫及大便情況明顯好轉。

2. 用藥新認知

豬苓善於利上、中、下三焦之水氣,並能清熱,主治水氣內停病症,臨床配伍用藥既可與清熱藥同用,又可與溫熱藥同用,但在配伍用藥時一定要有主次之分,以法而用,則可獲得

預期治療效果。

　　澤瀉清熱利水滲溼，並能使水溼之邪從下而泄，尤其是治療中焦水氣內停而上逆於頭所致眩冒證，則效果顯著。臨床中欲正確運用澤瀉，必須重視澤瀉配伍應用，其常用配伍有澤瀉配白朮以利溼健脾，如澤瀉湯；澤瀉配茯苓以利溼滲溼，如五苓散。

3. 隨症變化加減用藥

　　對於病情單純或方證典型者多使用原方，病情複雜或方證不典型時常合方或加味。合小柴胡湯，作為腫瘤化療期間及以後的體質調養常規方；合桂枝茯苓丸，針對皮膚乾燥、小腹壓痛、腰痠腿腫等瘀血症候合芍藥甘草湯，針對出現小腿抽筋或腰腿頸肩痠痛、脅痛等以血管肌肉痙攣為主的疼痛症狀，加生薑、大棗，主要是考慮矯味的作用，便於服用；加牛膝，用於出現腰痠腰痛腿腫或痛風者；加葛根，針對頭痛、頸項、肩背不適，或血壓高者嗜酒；加連翹，主治淋巴結腫大或煩熱汗出者；加茵陳，多用於肝病檢查發現膽紅素增高或者出現黃疸時；若小便疼痛者，加連翹、瞿麥，以清熱解毒利水；若少腹拘急者，加小茴香、木通，以溫陽通淋行水；若大便乾者，加大黃、梔子，以瀉火通便，使熱從下而去；若浮腫者，加大腹皮、茯苓皮，以行氣利水消腫。

第四節　臨證應用調護與預後

關於方中桂枝的使用，黃煌教授認為張仲景所用者應該是肉桂，臨床實際中有肉桂、桂枝兩種情況，或單用或合用，微有熱象時多用桂枝，熱象不明顯或有寒象時多用肉桂。本方用湯劑有大、中、小三個劑量段：一般用中量，大量用於嚴重水腫時，小量用於體質調整、病情輕微、易嘔吐等情況。本方用散劑時，多用於體質調整、病情輕微而穩定或易嘔吐時。散劑可用米湯、稀飯等調服。使用散劑還要注意多飲暖水，避風；做湯劑不宜久煎。溼熱者忌用，且本方不宜常服。

對於以水腫為主要表現的病症，其調護應適當鍛鍊身體，增強體質，提高抗病能力。注意保暖，防治風邪外襲，以免誘發或加重病情。調攝飲食，應進食低鹽、清淡、易消化、營養充足的食物。因營養障礙所致水腫者，飲食尤應富含蛋白質。

中篇　臨證新論

第三章

臨床各論詳解

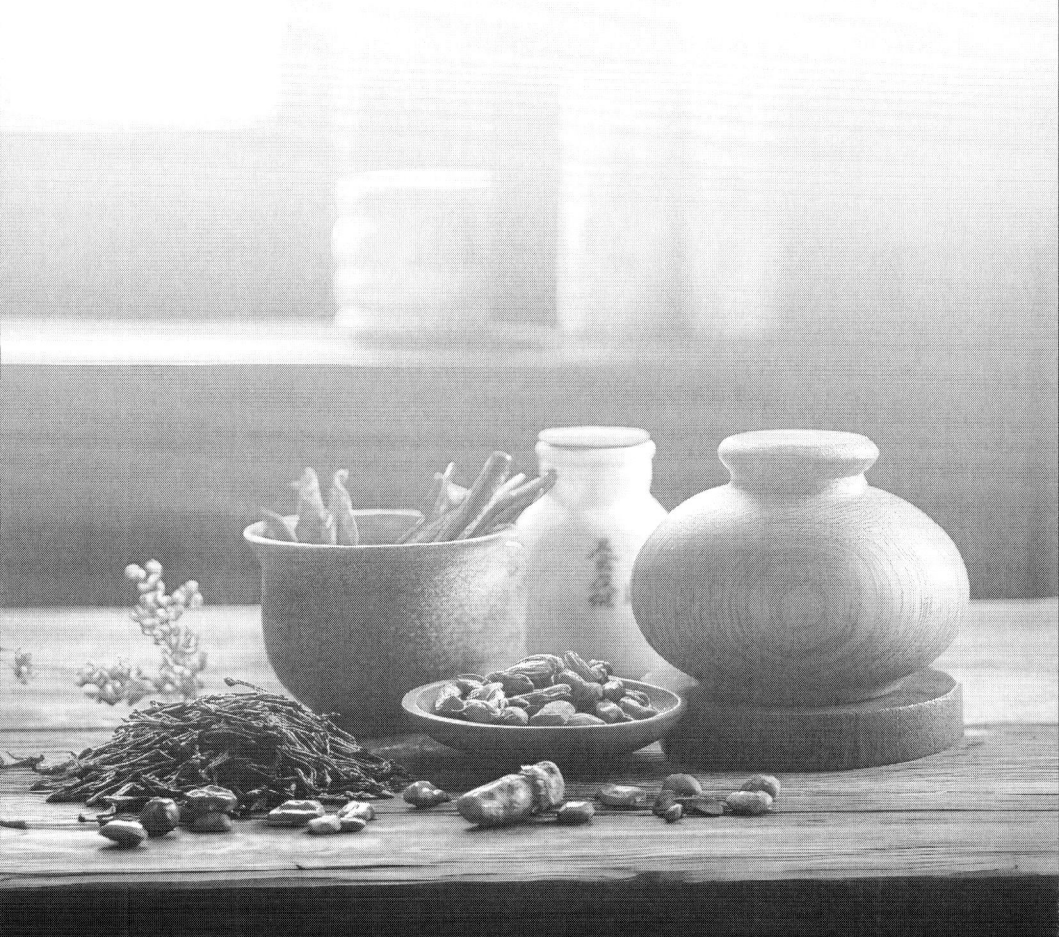

第一節　內科疾病

一、呼吸系統疾病

鼻淵

鼻淵之病名首見於《黃帝內經》，《素問·氣厥論》云「膽移熱於腦，則辛鼻淵」，其症狀為「鼻淵者，濁涕下不止也」，臨床常伴鼻塞、頭痛，嗅覺減退，甚則虛眩等症狀，局部檢查可見鼻甲肥大、腫脹充血、鼻腔有膿性或黏膿性分泌物，上頜竇穿刺可抽出膿性分泌物，相當於現代醫學的急慢性鼻竇炎。

◎案

唐某，女，6歲。2011年10月7日初診。素來鼻流黃濁腥涕，晨起多嚏，鼻不聞香臭，反覆發作近2年，西醫診為慢性鼻竇炎。2年來一直服用中西藥而病情得不到有效控制。近感風寒，諸症加重。患兒鼻唇溝因長期多涕而皮膚潮紅，多涕色黃，鼻塞聲重，小便頻數、量少，大便燥結，胃納較差，形體消瘦，舌紅，苔黃膩，脈滑數。中醫診斷為鼻淵。辨證為津氣閉阻、淫鬱化熱。治以宣肺、泄熱、開竅。方用蒼辛五苓散加味。

處方：桂枝9g，茯苓15g，豬苓15g，白朮10g，澤瀉15g，茵陳15g，蒼耳子10g，白芷10g，薄荷10g，辛夷10g（包煎）。3劑，每日1劑，水煎服。

二診：10月13日。鼻塞緩減，已不聞鼻塞之音，涕色由黃轉清，量也大減，小便頻數緩解，食量增加，但晨起噴嚏如前，舌紅，苔黃膩，脈滑數。守上方加山楂15g，防風10g，繼服3劑。

三診：10月20日。鼻竅已通，鼻中也無分泌物，精神尚好。改服玉屏風口服液，每日1支（10ml），每10日1個療程，共3個療程。

按患兒在2年的治療中，多採用宣肺泄熱開竅的治法，而忽略了鼻竅津氣阻滯之機。宣肺開竅只表現了開宣而忽略了肅降，故難以改善鼻竅的津氣閉阻，況反覆宣肺開竅更損患兒正氣，形成正虛邪戀，病必不除。初診時症見鼻流濁涕、鼻塞、小便不利、舌紅、苔黃膩，辨證屬鼻竅津氣閉阻、溼鬱化熱，故用蒼辛五苓散加茵陳，取茵陳五苓散化氣利水，滲溼泄熱之意；二診時諸症緩減，效不更方，故守方再加防風以疏風止癢而治噴嚏一症，又加山楂以健胃消食、顧護脾胃以扶正。鼻淵一證，改善症狀容易而鞏固療效較難，患者往往感受外邪後又極易誘發原病，故根治本病的關鍵在於改善體質、增強機體防禦外邪的能力，這也正是中醫在治療慢性鼻竇炎方面的優勢。改善體質，一方面要增強脾胃的運化能力，一方面又要益衛固表，故三診選用玉屏風口服液以補益肺脾、益氣固表，以防止疾病的復發。

二、循環系統疾病

1. 冠心病

　　冠狀動脈粥狀硬化性心臟病簡稱冠心病，指由於脂質代謝不正常，血液中的脂質沉著在原本光滑的動脈內膜上，在動脈內膜上一些類似粥樣的脂類物質堆積而成白色斑塊，稱為動脈粥狀硬化病變。這些斑塊漸漸增多造成動脈腔狹窄，使血流受阻，導致心臟缺血，產生心絞痛。中醫學相關醫籍中記載的「卒心痛」、「久心痛」、「厥心痛」、「胸痹心痛」、「胃心痛」、「真心痛」等病症，與冠心病心絞痛、心肌梗塞以及由此所致的心源性休克等症狀的描述是一致的。現代中醫則用「胸痹」這個病症名稱對冠心病進行辨證施治。

◎案

　　某，女，67 歲。以「反覆氣短水腫 2 年，加重伴胸悶 1 個月」為主訴就診，症見：精神差，不願言語，頭昏頭暈，心慌，胸悶痛，口渴欲飲，飲水後仍渴，且因胃中不適不願多飲水，時有咳出少量黏痰，納差，時有噁心，面色白，雙側下肢中度水腫，大便稍乾，小便可，眠差，舌白苔膩，舌質幾乎無法分辨，舌體胖大，脈弦。患 2 型糖尿病多年，現皮下注射 Novolin 30R 早 24u，晚 20u，血糖控制不詳。冠心病病史數年。心電圖示：竇性心律；ST-T 異常改變；肝功能、腎功能、血液常規、凝血四項、甲狀腺功能陰性，尿液常規：尿蛋白（＋＋＋）。多

方就診無效,觀其病例,方藥俱為二陳湯加減。中醫診斷為胸痹。辨證為水飲內停。治以化氣行水。方用五苓散加減。

處方:五苓散加生黃耆、炙黃耆各15g,當歸15g以益氣養血。3劑,每日1劑,水煎服。

二診:上方服用3劑後,舌苔只剩下中根部約3分之1處白膩,面部皺紋顯現,下肢水腫明顯減輕,納食明顯增多,仍稍有頭昏、咳嗽、咳痰,再以止嗽散合半夏白朮天麻湯加減,7劑後諸症痊癒。

按歷代醫家指出,五苓散證最突出的症狀是「小便不利」,以小便量少,點滴不暢,甚至無尿為特點。而臨床問診中,患者常不明白此為何意,不能清楚表述,且發現小便量少,相應地出現全身浮腫居多。故指出臨床辨證以「水腫」為主症,是應用五苓散的主要線索。而辨寒熱,陳陽春教授主張從舌診來看,因脈診個體差異較大,影響因素較多,變化多端,故陳陽春教授尤為重視舌診,認為五苓散的主要舌象是苔白膩,並強調沒有明顯熱象。患者兼納差、口渴、水逆時,合用小半夏湯;兼眩暈者,加大澤瀉用量,一般為30g;咳喘、心悸甚者,加葶藶子。

2. 擴張性心肌病

擴張性心肌病是心腔擴大導致心肌收縮功能障礙的疾病,發病原因不明,病情呈進展性加重,導致心臟的輸出量減少,

不能滿足全身代謝需求時出現組織瘀血、功能紊亂，最終導致心力衰竭，主要表現為水腫，相當於中醫學的「水腫」等證。

◎案

某，男，38歲。以「活動後胸悶、氣喘半年，加重半天」為主訴，由門診以「心力衰竭」為診斷入院，症見：端坐位，氣喘，雙下肢重度水腫，煩躁，納差，時有噁心。心臟彩色超音波：全心增大，心動過速，左心室收縮，舒張功能減退，二尖瓣輕度反流，三尖瓣中度反流，主動脈、肺動脈瓣輕度反流，射血分數（EF）36％。胸部CT示：兩肺炎症，考慮肺水腫，心影大。心電圖示：心房纖顫，HR 113次／min，ST-T異常改變，左心室肥大，左心房負荷過重。餐後肝臟彩色超音波：肝實質瀰漫性回聲改變，肝臟體積增大，肝內靜脈擴張（考慮瘀血肝），西醫診斷：擴張性心肌病心功能IV級、高血壓病3級（極高危）。西藥治療以「降壓、抗栓、利尿、延緩心肌改建、減輕心臟負擔」為主。經半個月治療，每日尿量可以達到2,500ml，煩躁消失，但仍活動受限，活動後氣短乏力明顯，納不香，口渴，雙下肢中度水腫。故請陳陽春教授會診，症見：舌苔白膩，舌尖紅，脈弱，輕微腹脹，汗出。中醫診斷為胸痹。辨證為心陽不振、氣陰虧虛。治以溫陽利水、益氣養陰，佐以行氣消食之品，以健中焦。方用五苓散加減。

處方：茯苓30g，澤瀉20g，豬苓30g，桂枝8g，土炒白朮15g，人參15g，麥冬15g，五味子15g，焦山楂、焦神曲、焦麥

芽各 15g，紫蘇梗 8g，炒萊菔子 20g，梔子 8g，炙甘草 6g。5 劑，每日 1 劑，水煎服。

二診：服上方 5 劑後，患者納食增多，下肢水腫變為輕度水腫，但局部皮膚伴有刺痛，腹脹消失，舌苔僅中後部白膩，舌質暗紅，舌下瘀絡明顯。口服中藥期間，未加量利尿劑，活動後仍氣短乏力心慌明顯，腿軟發睏，時有汗出，脈弦。治以益氣養陰、活血通絡。

處方：黨參 15g，黃耆 30g，肉桂 6g，麥冬 15g，五味子 15g，益母草 30g，煅龍骨 30g（先煎），煅牡蠣 30g（先煎），雞血藤 30g，赤芍、白芍各 15g，丹參 20g，川牛膝 20g，炙甘草 6g。5 劑，每日 1 劑，水煎服。

三診：服上方 5 劑後，症狀明顯好轉，生活起居自理，易感乏力，氣短言微，給予口服生脈飲口服液善後。

按陳陽春教授主張運用病機及藥性理論認識經方，五苓散方中茯苓、豬苓、澤瀉淡滲利尿，白朮健脾化溼，桂枝溫陽利水兼解表寒。所治病症與其溫陽化氣利水、健脾運脾布津等功用有關。陳陽春教授指出五苓散證的臨床主症為：苔白膩，水腫。兼症：納差、眩暈、口渴、咳喘、心悸。五苓散最早見於《傷寒雜病論》「太陽病，發汗後，大汗出……若脈浮，小便不利，微熱消渴者」、「發汗已，脈浮數，煩渴者」、「傷寒，汗出而渴者」、「中風發熱，六七日不解而煩，有表裏證，渴欲飲水，水入則吐者」。古今注家，將其稱為太陽腑證，認為是太陽

表邪不解，循經入腑，熱與水互結膀胱所致。名老中醫趙錫武先生，對蓄水證的證治說道：「五苓散證之『渴』與『小便不利』，是因水精不能四布則渴欲飲水，不能下輸膀胱，膀胱無水則小便何由而利？渴與小便不利，皆非膀胱蓄水所致。」陳陽春教授認為不宜局限於膀胱蓄水，是水蓄三焦及肌腠。《醫宗金鑑》云：「三焦失其蒸化，而不能通調水道，下輸膀胱……水無去路於下，故水入則吐，小便必不利也。」這裡也清楚指出五苓散證是三焦不利，而不是膀胱蓄水。三焦為人之氣水通道，有出有入方為正常，若水之通道只入不出，水無出路，則必致水邪逆而向上，四處為患，水溼之邪上冒清陽而為眩暈、目蒙面腫；水飲凌心可致胸痺心悸；水飲凌肺可致咳喘；水停中焦可致心下痞，再者水飲內聚，引動胃氣上逆，可見嘔吐；水停下焦可致腿腫。這時讓水有出路，諸症方能解決。陽氣稍有不足而影響膀胱的氣化功能，這時僅是功能失調，不會有畏寒、肢冷等陽虛症狀。

3. 慢性心力衰竭

慢性心力衰竭（CHF）也稱充血性心力衰竭、泵衰竭或心功能不全，指心臟當時不能搏出與靜脈回流及身體組織代謝所需相稱的血液，多由各種疾病引起心肌收縮能力減弱，從而使心臟的血液輸出量減少，引起肺瘀血和（或）周圍循環灌注不足的表現，是大多數心血管疾病患者最主要的死亡原因。臨床主要表現為胸悶氣短、呼吸困難、咳嗽喘息、心前區有壓迫感、咳

痰咯血、雙下肢水腫等。

中醫學認為慢性心力衰竭的病因主要是因心臟本身病變或他病累及於心，使心之陽氣受損或引起氣陰不足，從而無力鼓動血脈，導致血脈瘀阻，產生痰、水、瘀等病理產物，引發咳喘胸悶、雙下肢水腫、心慌氣短等一系列臨床表現，屬「心悸怔忡」、「水腫」、「喘證」、「痰飲」等範疇。

◎案

某，男，82歲。2011年7月18日初診。主訴：胸悶胸痛、氣短心慌、夜間呼吸困難、失眠4年，加重3個月，被診斷為慢性心力衰竭，經西醫治療，諸症緩解不明顯。心電圖示：V4、V5、V6導聯ST段水平壓低＞0.05mV，Ⅱ、Ⅲ、aVF、V5、V6導聯T波低平或倒置。心臟超音波示：雙房及左心室擴大，左心室壁搏幅普遍降低，二尖瓣關閉不全，主動脈硬化，心包積液（中量），左室收縮功能減低；彩色心臟血流圖示：二尖瓣反流（中量），三尖瓣反流（少量），主動脈瓣反流（少量），肺動脈瓣反流（少量）。尿液常規示：潛血（＋＋＋）。症見：舌胖大，苔白滑，邊有齒痕，痰多咳喘，舌下瘀紫，脈細數澀。中醫診斷為胸痹。辨證為水飲內停、痰瘀互結。治以化瘀祛痰、溫化水溼。方用五苓散加減。

處方：茯苓30g，豬苓20g，澤瀉15g，白朮15g，黃耆20g，防己15g，車前子15g，龜板15g（先煎），鱉甲15g（先煎），北五加皮8g，瓜蔞20g，薤白15g，川芎10g，丹參30g，

遠志 6g，首烏藤 15g，白茅根 15g，炙甘草 6g。14 劑，每日 1 劑，水煎服。

二診：服上藥 14 劑後，患者訴胸部悶痛大為減輕，氣短心慌明顯好轉，睡眠良好，精神佳。治療 3 個月後，患者訴胸部悶痛消失，其餘諸症皆明顯減輕，效果良好。複查心電圖，超音波皆顯示較前好轉。

按五苓散主治膀胱氣化不利之蓄水證，可利水滲溼，溫陽化氣。對心陽不足引起的水腫治療效果很好。方中澤瀉為君藥，其甘淡，可直達膀胱及腎，利水化溼。茯苓、豬苓淡滲，共為臣藥，增強利水之功。白朮為佐藥，助運化水溼之功。心力衰竭的防治非常重要，應注意以下幾點：適當活動，忌劇烈運動；戒菸酒，保持心態平衡，同時還要保證充足的睡眠；及時預防感冒；飲食清淡，減少鈉鹽攝取。

4. 心室性期前收縮

頻發心室性期前收縮是急診科急危症，患者有心悸、胸悶、胸痛及瀕死感等症狀，並可能誘發室顫。

該病屬中醫學「心悸」、「怔忡」等範疇。臨床表現為心悸、乏力、頭暈等。

◎案

患者，女，62 歲。2013 年 6 月 5 日初診。主訴：心悸、胸悶、胸痛 3 天。心電圖示：頻發心室性期前收縮、二聯律，期

前收縮 50～60 次／min。心臟內科就診後在急診觀察室靜脈注射 Lidocaine。夜班醫生查房時發現患者已在醫院心臟內科就診 3 天，就診過多位專家及教授，用過 Lidocaine、Amiodarone、Betaloc ZOK、環磷腺苷葡胺、丹蔘酮、丹蔘多酚、梓丙酯等多種藥物。但頻發心室性期前收縮未得到控制，心電監護呈二聯律。發現患者病情重，就仔細跟家屬詢問病史並體檢。患者半年前發病，起始患胃腸炎，經過消炎治療腹瀉症狀好轉，但噁心嘔吐未見好轉，不能進食。近半年在當地醫院治療主要以營養打點滴為主。體重下降 20kg，處於惡病質狀態。約 6 天前開始出現頻發心室性期前收縮，當地醫院建議到大型醫院就診。患者血壓（BP）90/60mmHg（1mmHg＝0.133kPa），心率（HR）110 次／min，神志清，痛苦面容，消瘦，營養差，惡病質狀態。皮膚呈嚴重脫水狀態。雙肺未聞及乾、溼囉音，腹部呈舟狀腹，無壓痛及肌緊張。舌質淡，舌苔水滑，脈弦細數，化驗結果鉀鈉低，有低蛋白血症。肝功能、腎功能心肌酶、血糖、甲狀腺功能等均正常。家屬述患者久治不癒，有口渴、欲飲水、水入則吐症狀，據此辨證為《傷寒論》中的「水逆證」，但無小便不利。因此治療思路為優先解決水逆證。治以溫陽化氣行水。方用五苓散合小半夏湯加減。

處方：桂枝 5g，肉桂 10g，澤瀉 20g，茯苓 15g，豬苓 15g，白朮 10g，半夏 10g，生薑 15g。3 劑，每日 1 劑，水煎服。囑家屬緩慢餵服。

第二天早晨查房時心電監護儀顯示頻發心室性期前收縮變成偶發心室性期前收縮，5次／min以下，患者訴心悸、胸悶明顯緩解，有飢餓感。患者在觀察室治療3天，出院時心電圖示：偶發心室性期前收縮1～2次／min，能服用流食，未再嘔吐。囑患者回家後繼續服用香砂六君子丸10天，並注意飲食。3個月後患者身體完全恢復，體重恢復到50kg左右。

按該患者的臨床效果令人驚奇，不僅感嘆於仲景經方的一劑知，二劑已，效如桴鼓的療效，還有很多對中西醫深層次問題的思考與理解。五苓散可以治癒很多病，如染髮過敏後頭面部濕疹，腹腔鏡闌尾切除術後一週腹腔引流液過多，受風感冒以後眼瞼微腫、小便不利，服用半劑藥就好轉等。胃腸炎後頑固性頻發心室性期前收縮表現為噁心嘔吐，不能進食、飲水，在臨床上並不常見，西醫治療用抑酸、消炎、補液、糾正電解質紊亂等藥物但療效不佳。中醫以為遷延不癒演變成如此危重的「水逆證」狀態，是因為胃陽不足不能氣化水液，導致水液不行，則水入即吐，胃陽不足飲停而津液得不到輸布則口渴欲飲，胃陽不足不能排泄體內水液故舌苔水滑，滿口滴水樣。患者諸症與五苓散方證相應，因此療效快而顯著。五苓散藥裡的桂枝有通陽化氣功效，達到治癒目的，採用仲景經方的思路3劑藥就能治好，說明《傷寒論》的偉大之處。五苓散主治的膀胱蓄水證本質上也是因為膀胱的陽氣不足導致的。所以應用五苓散只要辨證好全身或局部臟器氣化功能低下，水液吸收、代謝、排泄等出現異常的情況，臨床上能適用於非常廣泛的疾病

裡。鑑別好與豬苓湯證、真武湯證、溼熱病的區別點是應用的關鍵。本文頑固性頻發心室性期前收縮患者用西藥 3 天未能起效，五苓散見效快，說明有必要對患者心律失常的機制及中醫方面的病機進行分析。Lidocaine、Amiodarone 是西醫治療心室性心律失常的最常用藥物，均能抑制心肌細胞及傳導細胞的多種離子通道，以達到降低動作電位、延長動作電位時程、抑制心室異位率、消除折返、穩定心肌細胞膜等作用，療效明確而快速。Amiodarone 對中醫分型為心氣陰兩虛、心脈瘀阻、氣滯血瘀型心律失常的有效率並不比中藥治療差。該患者的心律失常為水氣凌心型，是長時間「水逆證」導致心陽虛引起水氣凌心。說明中醫強調的治病必求於本的理念的重要性。水逆證導致胃部充滿廢水、寒水，心臟隔著橫膈膜緊鄰著胃。所以用 Lidocaine、Amiodarone 治療療效差。患者水逆證為本，頻發心室性期前收縮是表，用五苓散治療胃的水逆證，頻發心室性期前收縮就好轉。病機分型為水氣凌心，在中醫內科水氣凌心的心悸治療主方是苓桂朮甘湯，但嚴重的水逆證用苓桂朮甘湯治療療效未知。《傷寒論》的方證相應在臨床治療上的針對性就明顯突顯出來，因為治療水氣凌心有五苓散、苓桂劑、真武湯、豬苓湯、腎氣丸、小青龍湯、溼熱病方等多種方證。掌握每個方證的對應證和鑑別點，對患者施以個體化的針對性治療，才能提高療效，也是經方方證相應的最高境界。「有是證，用是方」。

5. 高血壓病

高血壓是持續血壓過高的疾病，會引起中風、心臟病、血管瘤、腎衰竭等疾病。以動脈血壓高於正常範圍為主要特徵，伴有心臟、血管、腦和腎臟等器官功能性或器質性改變的臨床症候群。

中醫學關於本病的記載，有「眩冒」、「眩」、「目眩」、「眩運」、「眩暈」、「風眩」、「頭痛」等。《黃帝內經》稱本病為「眩冒」、「眩」、「眩運」。

◎案

邵某，女，43歲。2013年8月28日初診。因「發作性頭暈頭痛10餘年，加重伴眼瞼浮腫10餘日」入院。患者既往有高血壓病史10餘年，間斷服藥，控制不穩。症見：頭暈頭痛，眼瞼浮腫，下肢無浮腫，腰痛，乏力，口乾不欲飲，納可，眠差，舌暗紅，苔薄，脈沉弦無力。BP：左140/90mmHg，右150/95mmHg。綜合脈證，西醫診斷為高血壓（1級，高危）。中醫診斷為眩暈。辨證為水飲上犯。治以溫陽化飲。方用五苓散加減。

處方：茯苓30g，桂枝18g，豬苓12g，白朮20g，澤瀉20g，桃仁12g，赤芍12g，牡丹皮12g，當歸12g，黃耆30g，鉤藤20g，酸棗仁30g。6劑，每日1劑，水煎服。繼服通脈養心丸、Betaloc ZOK緩釋片。

二診：9月4日。患者服上藥後頭痛、浮腫症狀減輕，偶有乏力、氣短，納可，眠差多夢，二便調。舌暗，苔薄白，脈沉。BP：136/85mmHg。擬於原方基礎上增平肝熄風藥物。

處方：上方減鉤藤，加用吳茱萸10g，以散寒止痛；加僵蠶10g，以熄風止痙。繼服6劑，每日1劑，水煎服。繼服通脈養心丸。

三診：9月11日。患者服藥後偶發晨起頭暈，無頭痛，納可，眠可，二便調，舌暗，苔薄，脈沉。BP：135/80mmHg。諸症減輕，方藥見效，上方12劑續服以鞏固療效。三診後患者未見來診，電話隨訪，血壓控制良好，無不適。

按「五苓散一方，為行膀胱之水而設，亦為逐內外之水飲之首劑也」（《古今名醫方論》）。雖然本方所治之證不一，但若掌握其病機為膀胱氣化不利及主症為小便不利，用之均有良驗。方由五味藥組成，以利水之豬苓為主，故稱「五苓散」。亦有「苓」為以「令」水行之意。本案患者病眩暈、眼瞼浮腫、口乾不欲飲、小便不利，為水飲內停不化，上犯腦竅而致；水飲不化，津液不布，故見口乾不欲飲、小便不利等。水飲溫化不利見眼瞼浮腫；舌暗紅、苔薄、脈沉弦無力示水飲內停兼有瘀象。本案病機關鍵為陽虛水泛，故治以溫陽化飲為原則，方選五苓散加減。方中茯苓、豬苓、澤瀉利水滲溼為主藥；白朮健脾運溼，與茯苓配合更增強健脾祛溼之作用；桂枝溫陽以助膀胱氣化，氣化則水自行；桃仁、赤芍、牡丹皮、當歸用以活

血化瘀；黃耆補氣以利水行血；鈎藤平肝熄風；酸棗仁安神。諸藥合用，既可淡滲以利水溼，也可健脾以運水溼，氣化以行水溼，補氣化瘀以行血利水，故對瘀水互結之證可治之。患者療效可，二診、三診於原方基礎上加減獲良效。本案從「潔淨府」論治，逐太陽腑之水飲，方選五苓散，使膀胱之氣得化、血脈調和，配合西藥治療，使心臟負荷得以降低，心功能得以恢復，血管彈性得以加強，則血壓得以控制。

三、消化系統疾病

1. 便祕

便祕是指排便頻率減少，1週內大便次數少於2～3次，或者2～3天才大便1次，糞便量少且乾結時稱為便祕。

中醫關於便祕的描述首見於《黃帝內經》；漢代張仲景《傷寒雜病論》有陰結、陽結、不更衣、脾約、閉等記載；隋代巢元方《諸病源候論》在「便病諸候」大之下分列「大便難」和「大便不通」兩候；唐代孫思邈《備急千金要方》將便祕稱為「祕澀」；始有專篇論述，朱肱《類證活人書》首用「大便祕」一名。

◎案

某，男，56歲。2012年3月14日初診。病史：患者因膀胱癌行電切術，術後常規予膀胱灌注化療，化療到第3次，出現嚴重的膀胱刺激症狀，西醫令暫停化療，以觀後效。患者難

忍其苦，故請中醫施治。症見：尿頻、尿急、尿痛，小腹刺痛，小便短澀，點滴而出，煩躁不安，大便困難，舌淡白，苔白厚，脈細弱。中醫診斷為便祕、淋證。辨證為溼熱蘊結，水蓄下焦，小便不利，氣化失常。治以清熱利溼、化氣行水、通利二便。方用五苓散合八正散加減。

處方：白茅根、滑石（包煎）各30g，澤瀉20g，茯苓、車前子（包煎）、白朮、萹蓄、瞿麥各15g，豬苓、梔子各12g，桂枝、木通各10g，甘草6g。3劑，每日1劑，水煎服。

二診：藥後小便通暢，大便十分暢快，祕結癒。小腹仍有刺痛，舌淡，苔白，脈細弱。膀胱鏡檢查發現電切除膀胱癌處充血水腫。原方加六月雪、白花蛇舌草各30g，如法再煎服3劑，諸症消失，繼續化療。

◎案

某，女，老年人。便祕幾十年，因長期睡覺不好前來求治。望診可見，其舌體胖大、苔厚膩，脈和緩。中醫診斷為便祕。辨證為痰溼中阻、氣化不利。治以祛痰化溼、化氣行水。方用二陳湯合五苓散加減。

處方：法半夏20g，陳皮12g，茯苓、生白朮、炒酸棗仁各15g，豬苓、桂枝、遠志、枳殼各10g，首烏藤30g，甘草6g。3劑，每日1劑，水煎服。

二診：服藥3劑後，患者喜出望外，謂沒想到藥後把幾十

年的老便祕問題解決了，大便從來都沒有這樣順暢、痛快過。

　　按難道五苓散具有通便的作用？按照常理，五苓散是溫陽化氣、利水滲溼的代表方劑，可使痰溼、水飲從小便而解。利小便，其結果應該是實大便，為什麼患者服藥後反而治好了便祕？五苓散出自漢代張仲景《傷寒雜病論》，是利水滲溼，溫陽化氣的代表方。方由豬苓、茯苓、白朮各9g，澤瀉15g，桂枝6g組成。現代用法：做散劑每服3～6g，每天2次，空腹以米湯或溫水送下。亦可做湯劑，按上述比例酌量加減，水煎服。五苓散主治大家公認的有3條：外有表證，內有蓄水，頭痛微熱，渴欲飲水，或水入則吐，心下痞滿，小便不利，少腹急迫不舒，舌苔白膩，脈浮。水溼內停所致的水腫、身痛、泄瀉、小便不利及霍亂吐瀉等症。痰飲、臍下動悸、吐涎沫而巔眩者。現代在五苓散應用上加以發揮，據報導可治療水腫、泌尿系統感染、急慢性腸胃炎、眩暈、腦水腫、頭痛、青光眼等。總之凡表現為水飲內停的口渴、小便不利時，用本方加減治療，都可收到不錯的療效。

　　中醫學教科書及方劑書都沒有明確提及五苓散治療便祕。臨床實踐中證實五苓散能夠治療便祕，原因何在？《素問・經脈別論》曰：「飲入於胃，游溢精氣，上輸於脾，脾氣散精，上歸於肺，通調水道，下輸膀胱，水精四布，五經並行。」《靈樞・本輸》曰：「腎合膀胱，膀胱者，津液之府也。」其實，這裡邊就寓有臟腑功能的升降調節和膀胱的氣化作用。透過五苓散和二陳湯、八正散的相互配伍，一方面，使人體內的痰溼、溼

熱、水飲透過小便排出於體外；另一方面，由於五苓散的氣化作用，使膀胱的氣機得到溫化，則水液的升降出入恢復正常，其濁者，形成尿液排出於體外；其清者，化氣上行，成為津液而輸布於周身，腸中津液一足，則腸管得以滋潤，大便通暢也就不難理解了。可見，對於《素問·靈蘭祕典論》中的「膀胱者，州都之官，津液藏焉，氣化則能出矣」這一句，不能僅僅認為是在描述現代醫學解剖概念上的膀胱貯存和排泄尿液功能，它還有更深一層的含義在裡邊，即津液藏焉，不是尿液藏焉；氣化則能出，不光指出小便，還有大便和津液。正如清代醫家唐容川在《中西匯通醫經精義》中講到的：「凡人飲食之水，無不入於膀胱。膀胱如人身之洲渚，故曰州都之官。人但知膀胱主溺，而不知水入膀胱，化氣上行，則為津液，其所剩餘質，乃下出而為溺。經文所謂『氣化則能出』者，謂出津液，非出溺也。」

◎案

蔣某，女，43 歲。2014 年 3 月 11 日初診。便祕 10 年餘，平素大便 5～10 日一行，解羊糞樣便，伴下腹脹滿壓痛，苦不堪言。四處求診，前醫多以瀉下通便，養血潤腸，增液生津治之，初起有效，久則復舊，現不得已靠浣腸通便。症見：口乾不欲飲，伴乏力，面色黃暗，舌略胖，苔白膩，脈沉遲澀。中醫診斷為便祕。辨證為陽虛溼困、腸道失濡。治以溫陽化氣、通行經絡。方用五苓散加減。

處方：桂枝 9g，生白朮 45g，茯苓、豬苓、澤瀉各 12g，枳實 15g。5 劑，每日 1 劑，水煎，分 2 次溫服。

二診：藥後大便 2 次，呈條狀偏硬，下腹脹滿壓痛明顯減輕，乏力依舊，加黨參 12g，繼服 5 劑。

三診：排便暢，較前稍軟，乏力改善，減生白朮為 30g，化裁治療月餘，大便日行，精神亦佳。

按臨證之際，便祕小疾，輒以常法治之，如此則倉皇失措，茫茫然也，重蹈前醫覆轍。對於陽虛溼困，腸道失濡之便祕，瀉下通便、養血潤腸、增液生津等常法或能取效於一時，終非長久之計，因偶然間想到名醫陳潮祖擅用五苓散治療陽虛溼困、腸道失濡之便祕。而以五苓散溫陽化氣，通絡行經，以收「昨日江邊春水生，艨艟巨艦一毛輕，向來枉費推移力，此日中流自在行」之效，實大出所料，嘆仲景不欺我矣！

◎案

沈某，男，78 歲。1996 年 10 月 12 日初診。近因過食瓜果生冷，半月來自覺大便時常祕結難解，排便時間延長，甚至大便乾燥堅硬，自服通便藥、麻子仁丸等療效不顯。就診時見腹脹不舒，納呆，神疲，小便清長，四肢不溫，面色白，腰痠乏力，少腹脹滿，時欲嘔惡，頭昏目眩，舌質淡，苔白厚，脈沉滑。中醫診斷為便祕。治以溫陽解凍、化飲通便。方用五苓散加味。

處方：肉桂 6g（後下），澤瀉 10g，豬苓、茯苓各 15g，生白朮、肉蓯蓉各 30g，陳皮 12g。5 劑，每日 1 劑，水煎服。

二診：10 月 17 日。藥後精神明顯好轉，但大便仍欠通暢，小便清長，原方加硫磺（分次沖服）3g。再服 7 劑，大便通暢，日行 1～2 次，諸症皆安。

按該患者年高，脾腎陽虛，進食生冷則水溼內生，因陽虛寒凝則聚而為痰飲，進而阻滯大腸傳導，故出現大便祕結。治以溫陽解凍，化飲通便之法。故用五苓散改桂枝為肉桂以溫通陽氣、逐溼化飲，加肉蓯蓉、硫磺溫陽通便，陳皮理氣導滯，況生白朮潤腸通便，故效如桴鼓。

2. 黃疸

黃疸是常見症狀與體徵，其發生是由於膽紅素代謝障礙而引起血清內膽紅素濃度升高所致。臨床上表現為鞏膜、黏膜、皮膚及其他組織被染成黃色。中醫學認為黃疸是以目黃、身黃、小便黃為主要臨床表現，其中以目睛黃染為本病特徵。

◎案

王某，男，32 歲，公務員。2009 年 7 月 12 日初診。自述噁心，納呆，尿黃，眼球黃 20 餘日，雖經西醫治療，但效果不佳。症見：神疲乏力，右脅脹痛，中脘悶窒，小便澀少呈濃茶色，大便溏而不爽，舌苔厚而滑膩，脈濡。肝功能：麩丙轉胺酶（ALT）268U/L，天門冬胺酸胺基轉移酶（AST）543U/L，鹼

性磷酸酶（ALP）150U/L，γ-穀氨醯轉肽酶（γ-GT）75U/L。皮膚、鞏膜黃染，肝區叩擊痛（＋＋），腹軟，肝肋下一橫指，脾未觸及。中醫診斷為黃疸。辨證為溼熱鬱滯、溼勝於熱。治以利溼化濁、清熱退黃。方用五苓散加減。

處方：豬苓12g，澤瀉15g，白朮12g，茯苓20g，茵陳30g，澤蘭15g，車前子15g（包煎），鬱金10g。5劑，每日1劑，水煎服。

二診：7月18日。述服藥後尿量增多，尿色轉淡，精神好轉，食慾增加。效不更方，原方繼服10劑。

三診：7月24日。黃疸消退，小便清，大便成形，納穀大增，複查肝功能已正常。

按《金匱要略》說：「諸病黃家，但利其小便。」此條提出了治療黃疸病的大法應以清熱利溼、通利小便為主，辨證屬溼熱鬱滯、溼勝於熱，治以利溼化濁、清熱退黃，方選五苓散加減。由於溼遏熱壅，膽汁不循常道，溢於肌膚，故身目俱黃。溼困脾胃，濁邪不化，脾胃運化功能受阻，故嘔惡、厭食、腹脹便溏。五苓散中澤瀉、豬苓、茯苓淡滲利水；白朮苦溫，健脾運溼；桂枝辛溫，通陽化氣行水。加茵陳清熱利溼；澤蘭活血利水；鬱金開鬱止痛。諸藥合用則利溼化濁、解鬱清熱，使體內溼有去路，熱無所附，則溼熱之邪自解，黃疸自除。因方證合拍，故病癒亦速。

3. 呃逆

呃逆係膈肌痙攣，屬膈肌功能障礙性疾病，吸氣時聲門突然閉合產生一種呃聲，這種膈肌異常的收縮運動是由於迷走神經和膈神經受到刺激所引起。中醫學認為呃逆是指胃氣上逆動膈，以氣逆上衝，喉間呃呃連聲，聲短而頻，令人不能自止為主要臨床表現的病症。古稱「噦」，又稱「噦逆」。

◎案

某，男，25 歲，司機。呃逆 5 天，伴口吐清水，腹脹滿，小便不利。症見：面白，疲倦乏力，頭暈，少氣懶言，呃聲沉緩有力，時時欲吐，舌淡、苔白，脈浮弦。中醫診斷為呃逆。辨證為水飲內停、胃氣上逆。治以化氣行水、散寒降逆。方用五苓散加減。

處方：澤瀉 18g，茯苓 12g，豬苓、桂枝、生白朮、乾薑、法半夏各 10g。每日 1 劑，水煎服，3 劑而癒。

按水飲停滯於中焦胃中，胃氣上逆則呃逆不止。五苓散健脾溫化水飲，乾薑溫胃散寒，寒飲一去，胃氣和降，呃逆自止。

4. 嘔吐

◎案

董某，女，9 歲。2012 年 11 月 18 日初診。5 天前受涼出現發熱惡寒，體溫（T）39.6°C（最高時），在某醫院靜脈注射 1 天

後便出現輕微噁心欲吐,家長未予重視,至第 5 天加重,體溫仍有所反覆,其母遂轉求中醫診治。症見:噁心欲吐,飲水或進食亦即刻吐出,伴發熱惡寒無汗,口乾咽痛,扁桃體充血,舌淡嫩水滑偏胖,苔薄白,脈浮細數。中醫診斷為嘔吐。辨證為蓄水,風寒表實兼有熱象。治以溫陽利水、降逆止嘔、解表散寒、和解清裏。方用五苓散、五虎湯、銀翹散合小柴胡湯加減。

處方:桂枝 3g,炒白朮、荊芥、防風、薑半夏各 9g,茯苓、豬苓、金銀花、連翹、柴胡、黃芩各 12g,澤瀉 15g,紫蘇葉、薄荷(後下)、羌活各 6g。2 劑,每日 1 劑,囑煎時加生薑 3 片,並少量頻服。

二診:患兒母親訴服藥後當晚嘔吐即止,睡時遍身汗出,翌日體溫正常。

按患兒打點滴前為典型的風寒表實證,體溫最高 39.6℃,打點滴治療本無可厚非,但患兒陽氣不足,無以化氣行水,致使液體瀦留,水運失常,上逆作吐。五苓散溫陽化氣行水,撥亂反正,為五虎湯(荊芥,防風,紫蘇葉,薄荷,羌活)的解表散寒、銀翹散的折其化熱之勢、小柴胡湯和解寒熱創造了有利條件。

5. 腹水

任何病理狀態下導致腹腔內液體量增加超過 200ml 時,稱為腹水,也稱腹腔積液。正常狀態下,人體腹腔內有少量液體

（一般少於200ml），對腸道蠕動發揮潤滑作用。本病在中醫學中名為「鼓脹」，最早見於《黃帝內經》。清代喻嘉言在《醫門法律・脹病論》中提到：「凡有症瘕積塊痞塊，即是脹病之根。」明代李梴在《醫學入門・鼓脹》中提到：「凡脹病初起是氣，久則成水……治脹必補中行溼，兼以消積，更斷鹽醬。」

◎案

邵某，男，73歲。2006年10月31日初診。體貌：形體偏瘦，膚色黃，面黃隱紅。主訴：腹脹便溏8個月。患者於2006年2月因腹脹腹瀉於當地醫院求治，確診為肝硬化腹水，經中西醫治療，病情尚平穩。同年8月經某醫院檢查診為肝癌，9月入院治療並行微創射頻術。出院時α-胎兒蛋白增高（94μg/L），麩丙轉胺酶、天門冬胺酸胺基轉移酶、γ-穀氨醯轉肽酶較正常值偏高；超音波檢查示：肝硬化、肝囊腫、胰腺囊腫、脾腫大，腹腔中等量腹水。症見：腹脹腸鳴，下肢腫；大便溏，日行4次，時便下難禁感；夜尿頻多，口乾渴飲，腰痛；眼乾澀，視物模糊；舌淡暗紅，苔薄，脈弦硬。既往有糖尿病、高血壓病、腦梗塞病史；目前每日用16IU胰島素，血糖控制良好。BP 140/90mmHg；體格檢查：小腿及腳踝凹陷性浮腫。中醫診斷為鼓脹。辨證為水飲內停。治以行氣利水。方用五苓散。

處方：白朮30g，茯苓30g，豬苓40g，澤瀉40g，肉桂10g，懷牛膝20g。每日1劑，水煎，分早、晚溫服。

二診：2007年6月26日。斷續服用上方30劑，腹脹與渴

飲漸減，腸鳴、腹瀉基本消失；仍眼睛乾澀不適、眨眼頻繁，腳踝輕度浮腫；舌黯淡紅，苔膩。BP 140/80mmHg。肝功能指標檢測示 γ-穀氨醯轉肽酶增高，其餘指標均在正常範圍。

處方：白朮 70g，茯苓 70g，豬苓 70g，澤瀉 90g，肉桂 50g，薑半夏 70g，厚朴 70g，紫蘇梗 70g。諸藥研末，製成散劑，每服 10g，每日 2 次，溫水沖服。

三診：2009 年 5 月 9 日。服上方後諸症平復，病情穩定；超音波檢查結果顯示少量腹水。現已停藥半年，渴飲腹脹略有反覆，腳踝浮腫；舌黯淡，苔薄，脈弦硬。

處方：白朮 30g，茯苓 30g，豬苓 30g，肉桂 10g，澤瀉 30g，懷牛膝 30g。諸藥研末，製成散劑，每服 5g，每日 2 次，溫水沖服。

四診：11 月 17 日。停藥近半年，現腹脹腸鳴、大便稀溏、夜尿頻多、眼睛乾澀、腳踝浮腫；舌暗紫而嫩，苔薄淨，脈弦硬。近查 α-胎兒蛋白仍增高（94.5μg/L），肝癌病灶無復發，肝硬化及腹水情況與初診基本相同。

處方：白朮 150g，蒼朮 50g，茯苓 200g，豬苓 200g，澤瀉 200g，肉桂 120g，懷牛膝 200g。諸藥研末，製成散劑，每服 5g，每日 3 次，溫水沖服。

五診：12 月 12 日。下肢腫未消，腹脹、口渴同前，納差口苦，眼睛乾澀，疲倦，偶有大便不成形；舌黯淡而嫩，苔薄，

脈弦硬。複查 α- 胎兒蛋白降至 84.3μg/L。

處方：當歸 20g，川芎 20g，白芍 20g，白朮 20g，茯苓 20g，澤瀉 20g，豬苓 20g，桂枝 15g。每日 1 劑，水煎，早、晚分服。

六診：2010 年 8 月 28 日。服上方 30 劑後，腹水消失，諸症平復。停藥半年後腳踝浮腫時有反覆，眼睛乾澀；納眠尚可，二便調；形體偏瘦，面部色斑多；舌質略暗。α- 胎兒蛋白 189.7μg/L。

處方：白朮 30g，茯苓 30g，豬苓 20g，澤瀉 20g，桂枝 15g，懷牛膝 15g。15 劑，隔日 1 劑，水煎，早、晚分服。

七診：2011 年 5 月 17 日。斷續服用上方，現面色紅潤、精神狀態可；偶有腹脹或腹瀉，下肢浮腫消失；時感乏力及視物模糊，眼睛乾澀及口渴減輕，夜尿偏多；舌暗紅，苔薄，脈弦硬有力。超音波示少量腹水。複查 α- 胎兒蛋白 94μg/L。

處方：當歸 10g，川芎 15g，白芍 20g，白朮 30g，茯苓 30g，澤瀉 20g，豬苓 20g，桂枝 15g。20 劑，隔日 1 劑，水煎，早、晚分服。並囑患者定期複查。

按本案主治方為五苓散加牛膝，合用當歸芍藥散及半夏厚朴湯。服藥近 5 年，患者腹脹腹瀉、腳腫、眼乾乏力等症均明顯好轉，病情穩定。本案患者所表現的腸鳴泄瀉、夜尿頻多、口乾渴飲、眼睛乾澀、腿腳浮腫、腹水等均為典型的五苓散

證。二診時用五苓散合半夏厚朴湯，即八味通陽散，意在緩解竅道如眼睛的乾澀不適及腹脹感。五診時因療效欠佳，遂將五苓散改為湯劑，並合入當歸芍藥散，以養血利水。本案治療多用懷牛膝。中藥學認為，該藥有補益肝腎、強健腰膝以及活血利水、引血下行之效。黃煌教授（後稱「黃師」）根據《備急千金要方》記載，並結合臨床實踐，常用此藥以改善腎臟、腰部、盆腔及下肢的血液供應，並認為有保腎利尿之效。

類證鑑別本案患者有腹水便溏、夜尿頻多、腰痛腳腫的表現，應與真武湯證相鑑別。肝性腹水的真武湯證多有精神萎靡不振、頭暈、心悸、尿少、脈沉細無力等表現，且雖可有口乾，但必不至口乾渴飲。

經驗拓展五苓散是一張調節人體水液分布、代謝及排泄異常的有效方劑。本方證多表現為口渴、小便不利，又稱「蓄水」證。「蓄水」時，水液並非僅停留於下焦，而可停留在人體的任何部位。如蓄於下，則見小便不利；蓄於中，則見「心下痞」和水入則吐的「水逆」；蓄於上，則見「吐涎沫而癲眩」；蓄於表，則有汗出；蓄於腸，則為下利；蓄於肌膚，則為水腫。在現代醫學疾病範疇中，如青光眼的眼壓增高，梅尼爾氏症的內耳迷路積水以及腦積水、肝腹水、胸水、心包積液等多種疾病，一旦出現口渴、小便不利、舌體胖大，邊見齒痕者，均可考慮使用本方。

黃師常將五苓散用於腎性水腫、肝腹水、庫欣氏症候群的水鈉瀦留性肥胖，以及伴有腸鳴口渴、小便不利的腹瀉，其他

諸如多汗症、青光眼、假性近視、腦下垂體腫瘤等表現為水液代謝障礙性疾病，亦常有使用。應用本方時，黃師常囑患者溫服藥物、避風寒、忌食生冷。服藥後，其人多小便暢、大便轉乾、浮腫消退、口生津液，且全身輕鬆感，顯示體內水液代謝及分布已恢復正常。慢性肝炎、肝硬化、肝癌、腸癌等病症常會出現水樣便、腹脹、舌胖而邊見齒痕的五苓散證，此時可合用當歸芍藥散。患者雖有腹中有塊、面黑舌紫、舌下靜脈瘀曲等，亦不可化瘀破血。因攻伐必傷正，此類患者多正氣虧虛，故臨證時要從患者的體質狀態考慮，以帶病延年、提高生活品質作為治療目標。因患者體虛，給予適度的治療有利於正氣恢復，故本案治療用時較長，且採用了湯劑、散劑交替間歇治療的辦法。

◎案

薛某，男，49歲。2011年12月19日初診。體貌：形體消瘦，膚色暗黃，精神萎靡。主訴：腹痛近3個月，伴腹脹、胸悶20天。患者於2011年9月23日無明顯誘因出現持續性右下腹痛，伴納差、乏力，無畏寒發熱及嘔吐、腹瀉。經保守治療無效而行剖腹探查術，術中發現腹腔內有多個腫大淋巴結，最大者達5.9cm×1.8cm；病理檢查顯示：淋巴組織增生，疑似惡性淋巴瘤。11月25日患者開始出現發熱，體溫最高達40℃，持續3～4天後，體溫逐漸下降，但出現胸悶氣急、腹脹、尿量減少等症，超音波檢查顯示大量胸腔、腹腔積水；抽取胸水約750ml，未發現癌細胞；給予利尿及其他對症支持治療，但效果

不明顯，遂求治於黃師。患者由輪椅推進診室，體格檢查：貧血貌，腹水徵陽性，雙下肢輕度水腫。症見：胸悶氣急、動則尤甚，稍咳嗽；腹脹，右下腹隱痛不適；乏力，尿量少；舌淡紅，脈沉。中醫診斷為鼓脹。辨證為水飲內停。治以溫陽化氣、散寒行水。方用五苓散加減。

處方：澤漆20g（先煎），黃芩10g，桂枝10g，生晒參10g，白前10g，薑半夏10g，甘草5g，乾薑5g，紫菀10g。每日1劑，澤漆先煎半小時，去滓，再入餘藥，煎煮取汁300ml，代茶頻飲。

二診：2011年12月27日。患者女兒代診，訴藥後精神振作，腹痛消失，胸悶氣急及腹脹明顯減輕，尿量增多，胃納增。12月22日腹水引流1次，量約700ml；複查超音波示胸水、腹水明顯減少。守初診方，澤漆增至30g。每日1劑，水煎，代茶飲。

三診：2012年2月7日。患者步行入診室，訴二診後至今未再抽取胸水、腹水；胃納可，體重增加，面色轉明潤；無胸悶氣急，唯少腹不適，雙側腰部酸楚；小便暢，雙下肢輕度水腫；稍口乾，大便調；素有夜寐不安，已漸改善；舌暗紅，苔薄白，脈弦略沉。1月9日超音波示：胸水消失，腹腔見2.6cm積液。予二診方加大棗30g。每週服5劑，服法同前。

四診：2012年4月14日。患者病情穩定，已於2月20日出院；少腹脹減輕，夜間稍明顯，雙下肢無水腫；精神佳，睡

眠佳，食納可，二便調；舌質偏暗，苔薄白，脈略弦。

處方：澤漆 30g，黃芩 10g，桂枝 10g，生晒參 10g，白前 15g，薑半夏 10g，甘草 5g，乾薑 5g，紫菀 10g，大棗 30g。每週服 5 劑，服法同前。

五診：2012 年 6 月 5 日。諸症消失，體力恢復，已能做農事；體重恢復至起病前的 64kg；舌淡紅、苔薄白，脈來和緩。予四診方加茯苓 15g。15 劑，每週服 5 劑，服法同前。

按《金匱要略・肺痿肺癰咳嗽上氣病脈證并治》謂：「咳而脈浮者，厚朴麻黃湯主之……脈沉者，澤漆湯主之。」其脈沉者，為內有水飲，如《金匱要略・水氣病脈證并治》云：「脈得諸沉，當責有水，身體腫重。」澤漆多用於水氣病、水飲證的治療。如《神農本草經》載：「澤漆，味苦、微寒，主治皮膚熱，大腹水氣，四肢面目浮腫，丈夫陰氣不足。」《備急千金要方》用澤漆湯治水氣通身水腫、四肢無力、喘息不安、腹中脹滿。《太平聖惠方》有單用治療水氣病的記載。《本草崇原》載：「今方家用（澤漆）治水蠱、腳氣有效，尤與《神農》本文相合。」本案患者胸水、腹水較甚，邪實而正衰，攻補兩難。黃師考慮澤漆一藥，逐水之力較峻，而毒性又比甘遂、大戟弱，行水而不傷正，適合虛實夾雜、正虛水停者，遂選用澤漆湯為主治療。

類證鑑別治療胸水、腹水之病症，《傷寒論》中有十棗湯、葶藶大棗瀉肺湯、己椒藶黃丸、牡蠣澤瀉散、桂枝去芍藥加麻黃附子細辛湯、五苓散、真武湯、八味腎氣丸等方。十棗湯與

葶藶大棗瀉肺湯為峻逐之劑，其所適用者為實而不虛之證；己椒藶黃丸證當有口燥便結；牡蠣澤瀉散證之水氣主要在腰以下，而桂枝去芍藥加麻黃附子細辛湯證之水氣多在心下胃脘及肌表，且有無汗、尿少而心下堅滿之症；五苓散證多有尿少而口渴、多汗、便溏諸症，真武湯證則見神萎、尿少，且常伴頭暈心悸，其脈沉細無力；八味腎氣丸證多為腎性水腫，常有腰痠，且腳腫明顯。

經驗拓展關於澤漆湯原方中紫參一藥，歷代醫家頗有爭議，認為該藥當為石見穿，或紫菀，而黃師常用紫菀取效。另外，本方的煎服法值得注意。《金匱要略》載其法：「……澤漆三斤，以東流水五斗，煮取一斗五升……內澤漆汁中，煮取五升，溫服五合，至夜盡。」故本方宜採用白天少量頻服之法，黃師又常囑患者煎藥代茶飲。古代醫學文獻中澤漆湯的臨床案例少見記載，後世亦較少應用。其實澤漆湯具有較佳的消痰逐水功效，近賢用治鬱熱之水飲所致的水腫、咳喘類病症。現代臨床拓展其運用，將該方用於治療慢性支氣管炎、肺源性心臟病、哮喘持續狀態、心力衰竭、淋巴結核、結核性瘻管、結核性滲出性胸膜炎伴肝功能損害、食道癌、午後持續發熱等病症。顯示這一古方具有較大的臨床價值，值得進一步研究。

◎案

施某，女，81歲。2014年6月19日初診。3個月前行外痔及直腸息肉切除術，切片示：直腸類癌。出院1個月後出現全腹脹滿，大便或3～5日不解或1日水瀉5～9次，2個月後腹

脹加重並向外鼓起，大便如舊，伴全身輕度水腫，查腹部立位平片、腹部超音波、生化、腫瘤指標、血液常規、尿液常規、心電圖未見明顯異常。西醫診斷為腹脹待查。予 Mosapride 分散片促進胃腸蠕動，雙歧桿菌三聯活菌膠囊調整腸道菌群，Furosemide 片、Spironolactone 片利尿消腫，服藥 1 週，水腫略減，餘症未減。症見：腹部脹滿膨隆如懷孕 5 個月，舌淡，苔薄白，脈濡細。處五磨飲子加減 3 劑不應，重新辨證為陽虛氣化不利。治以溫陽化氣。方用五苓散加減。

處方：桂枝 6g，炒白朮 12g，茯苓、豬苓各 15g，澤瀉 30g，肉桂粉 3g（沖服）。3 劑，每日 1 劑，水煎，分 2 次溫服。

二診：患者腹脹減輕，腹壁皺紋出現，守原方治療旬日，腹部脹滿膨隆日減，腹壁鬆弛，水腫幾無。

按「風癆鼓膈」四大難證，古已有之，患者鼓脹適值直腸類癌術後，然未見腹水、積糞、腸阻塞等有形實邪，故從無形之氣滯入手，未料鼓脹不為所動。《金匱要略》云「大氣一轉，其氣乃散」，於此乏效，何也？投五苓散僥倖取效，思此確為脾腎陽虛、氣化不利無疑，方證相對，則日麗中天，陽溫氣化，鼓散脹消。

6. 泄瀉

泄瀉是以排便次數增多、糞便稀溏甚至瀉出如水樣為主症的病症。多由脾失健運、水溼停留、清濁不分，並走大腸而成。

臨床有急慢之分，急性暴瀉以溼盛為主，病屬實證；慢性久瀉以脾虛為主。慢性久瀉病程長，易反覆，影響患者的生活品質。慢性腹瀉多因後天脾胃虛弱、腎陽不足，或肝鬱氣滯，橫克脾胃，致運化失司，小腸分清泌濁受阻，大腸傳化失司，水停為溼，穀停為滯，合汙而下所引起。

◎案

王某，男，6歲。1996年9月16日初診。時值夏末秋初，煩渴吐瀉不止1天。症見：患兒腹痛，泄瀉，瀉下急迫，稀水樣大便，每日20～30次，渴欲飲水，而水入即吐，汗出，煩躁不寧，脹滿跗腫，小便短赤不利，舌乾、苔黃厚膩。中醫診斷為泄瀉。辨證為水溼內蘊。治以利水化溼、兼清裏熱。方用五苓散加味。

處方：豬苓、茯苓、澤瀉各9g，白朮、車前子各15g，肉桂、黃連、炒梔子各3g。每日1劑，水煎服。3劑盡，瀉止而癒。

按患兒煩渴吐瀉不止，水腫，小便不利，舌乾而苔黃膩。此屬水溼內停，膀胱積熱，三焦火盛，致水溼流注大腸而為暴瀉，上泛於胃則嘔吐，阻礙膀胱致氣化不利則小便不利而水腫。故治以利水化溼、兼清裏熱，溼熱去則瀉必止。宜用五苓散淡滲分利，加車前子以助化氣利溼消腫，炒梔子通瀉三焦之火，配黃連清心除煩，燥胃腸之溼。藥證相應，故獲良效。

◎案

某，女，60 歲，退休。因「慢性泄瀉」於 2011 年 5 月 15 日初診。自訴腹中雷鳴，完穀不化，有酸臭味，左側少腹脹滿，但頭汗出，畏寒，微發熱，易疲倦，聽力下降，舌淡，苔膩邊有齒痕，脈沉弦弱。有 B 型肝炎病史，有聲帶息肉手術史。中醫診斷為泄瀉。辨證為脾腎陽虛。治以溫補脾腎。方用甘草瀉心湯合三仙湯合桂枝湯加減。

處方：炙甘草 20g，法半夏 15g，黃連 3g，乾薑 10g，黨參 15g，生薑 10g，香附 10g，仙鶴草 10g，桂枝 10g，白芍 8g，葛根 20g，6 劑，每日 1 劑，水煎服。

二診：5 月 22 日。自訴服藥後泄瀉減輕，頭汗出減輕，左側少腹脹滿減輕，仍微發熱，惡寒，小便不多，不欲飲水，舌淡紅，苔白膩，脈洪，關弱。辨證為脾腎陽虛。治以溫補脾腎。甘草瀉心湯合三仙湯合五苓散合桂枝湯加減。

處方：炙甘草 20g，法半夏 15g，黃連 3g，乾薑 10g，黨參 20g，生薑 10g，香附 10g，仙鶴草 10g，桂枝 10g，白芍 8g，葛根 20g，茯苓 20g，豬苓 10g，生白朮 20g。7 劑，每日 1 劑，水煎服。

三診：5 月 29 日。自訴仍腹瀉，大便稀，有酸臭味，頭汗出減輕，舌淡，苔膩，右脈弦而有力，左脈弱。方用甘草瀉心湯合五苓散加減。

處方：炙甘草20g，法半夏15g，黃連3g，乾薑10g，黨參20g，淫羊藿10g，香附10g，仙鶴草10g，桂枝10g，白芍8g，葛根20g，茯苓20g，車前子10g，炒白朮20g，藿香15g。7劑，每日1劑，水煎服。

四診：6月5日。自訴腹瀉好轉，仍頭汗出，舌淡，苔膩，左脈微弦寸關有力，尺弱，右脈弱。方用甘草瀉心湯合五苓散加減。

處方：製附子10g（先煎），炙甘草20g，法半夏15g，黃連3g，乾薑10g，黨參20g，香附10g，桂枝10g，白芍8g，葛根20g，炒白朮20g，薏仁20g，豆卷20g，茯苓30g，藿香15g，陳皮10g。7劑，每日1劑，水煎服。

五診：6月12日。患者自訴腹瀉大有好轉，仍偶有大便不成形，左少腹脹滿，舌淡，苔膩，脈沉弱，關尤甚。辨證為陽虛溼滯。方用甘草瀉心湯合五苓散加減。

處方：製附子10g，炙甘草20g，法半夏15g，黃連3g，乾薑10g，黨參20g，香附10g，桂枝10g，白芍8g，葛根20g，炒白朮20g，薏仁20g，陳皮10g，厚朴10g。7劑，每日1劑，水煎服。

六診：自覺腹瀉未改善，下肢微腫，仍頭汗出，惡風，下肢易攣縮，小腹不適未改善，舌淡，苔膩，左脈沉弱，寸微大，右脈沉微大，關弱。辨證為腎陽虛。方用四逆湯加減。

處方：製附子 10g，茯苓 20g，乾薑 15g，炙甘草 20g，薤白 3g。7 劑，每日 1 劑，水煎服。

七診：6 月 26 日。自訴腹瀉改善，大便成形，水沖即散，頭部仍冷汗出，自覺背心冷，下肢易攣縮，微腫，舌淡，苔膩，左脈弱，寸浮大，右脈弱，關虛大。

處方：製附子 10g，茯苓 20g，黨參 15g，乾薑 15g，炙甘草 20g，桂枝 15g，白芍 10g。7 劑，每日 1 劑，水煎服。

八診：7 月 3 日。腹瀉停，大便成形，仍頭汗出，背心冷，小腿拘攣。右脈弱，寸關外偏，左脈關尺弦，寸浮澀。辨證為陽虛。

處方：製附子 10g，法半夏 15g，茯苓 20g，黨參 15g，乾薑 15g，炙甘草 20g，桂枝 15g，白芍 10g，細辛 5g，艾葉 10g。7 劑，每日 1 劑，水煎服。

九診：諸症皆癒，以真武湯加黨參、山藥、薏仁善後，同時保持心情舒暢，飲食規律，堅持鍛鍊，隨訪 1 個月未復發。

按本案腹中雷鳴，完穀不化，有酸臭味，疲倦乏力，舌淡，苔膩，邊有齒痕，脈沉弦弱，為陽虛。考慮患者久病元氣大傷，下焦元氣不足，腎失氣化，脾陽根於腎陽，腎陽虛，火不生土，致使脾胃之升清降濁功能障礙，不能運化水穀，導致泄瀉。正如《素問・陰陽應象大論》曰：「清氣在下，則生飧泄；濁氣在上，則生䐜脹。」《靈樞・營衛生會》曰：「營出於中焦，

衛出於上焦。」腎陽不足，則衛氣不足，衛氣溫煦功能不能發揮，則惡寒；正與邪爭則發熱。陽虛導致氣機運行不利，則腹滿；陽氣虛，不能與陰相合，浮越於上，故見頭汗出。《脾胃論》曰：「九竅不利，腸胃之所生也。胃氣一虛，耳目口鼻，俱為之病。」因而可見聽力下降。從臟腑辨證來說，辨為脾腎陽虛溼滯。結合當地多溼，春夏宜養陽，治以除溼與溫陽並行，益火之源以溫脾，壯水之主以柔肝，調坎中陰陽以為治。一診時仿《傷寒論》第158條：「傷寒中風，醫反下之，其人下利日數十行，穀不化，腹中雷鳴，心下痞鞕而滿，乾嘔心煩不得安。醫見心下痞，謂病不盡，復下之，其痞益甚。此非結熱，但以胃中虛，客氣上逆，故使鞕也。甘草瀉心湯主之。」此方藥量不足，需加重補腎力度，合三仙湯以用之，此方乃民間驗方，用之能改善陽虛症狀。同時仿桂枝湯意調和營衛，針對腹脹，加用香附進一步調暢氣機，使全身氣機流暢；加葛根升提胃中津液而止利。患者有B型肝炎病史，《金匱要略·臟腑經絡先後病脈證第一》言「見肝之病，知肝傳脾，當先實脾，四季脾旺不受邪，即勿補之」。所以此病必須從中、下焦做文章，即從脾腎做文章，相互生化，相會資助，初診以中焦為主，下焦為輔出方。二診、三診皆從此意，四診之時，三仙湯補腎之力不足，加一味製附子加強溫腎力度，為防過於溫燥，加一味薏仁除溼健脾益氣以佐之。《神農本草經》曰：「薏仁，氣味甘，微寒，無毒。主筋急拘攣，不可屈伸，久風溼痹，下氣。」五診從四診之意，繼續溫陽除溼。六診之時不再分散藥力，集中溫陽，一鼓

作氣,闖關奪將。七診時大便已然成形,只是結合舌脈,脾胃仍然見虛,加一味黨參奠厚中焦,增強氣化,同時調和營衛,促進氣機流暢。八診從七診之意,加強溫陽除溼力度,加一味細辛驅除少陰寒氣,艾葉溫陽,有麻黃細辛附子湯之意。前人有「細辛不過錢」之說。《神農本草經》言:「細辛,氣味辛,溫,無毒,主咳逆上氣,頭痛腦痛,百節拘攣,風溼痹痛。」將細辛列為上品,並於開篇指出:「上藥一百二十種為君,主養命以應天,無毒,多服久服不傷人。」前賢曰:「有病則病受,無病則體受。」八診之時用到了十八反的藥對,十八反不是絕對的配伍禁忌,在現代已成共識。《傷寒論》第316條:「少陰病,二三日不已,至四五日,腹痛,小便不利,四肢沉重疼痛,自下利者,此為有水氣,其人或咳,或小便利,或下利,或嘔者,真武湯主之。」從這條看,真武湯針對的主要是陽虛水泛的證治,主症為頭暈、心悸、下肢浮腫或痛、下利、舌淡、苔膩、脈沉弱等。此證用之,切合病機,故而見效快矣。慢性泄瀉其病機在「溼」,病位在「脾」,尤以李中梓治瀉九法記載最為詳盡,備受後世推崇。所謂九法,見於李中梓《醫宗必讀·泄瀉》篇:「治法有九:一曰淡滲……升提……清涼……疏利……甘緩……酸收……燥脾……溫腎……固澀。」總結泄瀉的治療,無論寒熱,大多係脾的運化功能障礙,致使脾胃升降出入失常,治以苦溫燥溼、芳香化溼、淡滲利水藥物為主。從整體考慮,主要責之於肺脾腎。因此用藥還要考慮宣降肺氣、溫腎化氣等。從此例病案我們應該總結出脾腎的重要性,《老子·六章》曰:「穀神不

死,是謂玄牝,玄牝之門,是謂天地之根,綿綿呵,其若存,用之不菫。」《素問‧上古天真論》曰:「腎者主水,受五臟六腑之精而藏之。」《素問‧六節臟象論》曰:「腎者主蟄,封藏之本。」因此對一些中老年患者要遵循大自然的變化,注意脾腎的保養,同時結合食療,鍛鍊以養正氣,頤養天年。正如《素問‧上古天真論》言:「上古之人,其知道者,法於陰陽,和於術數,食飲有節,起居有常,不忘作勞,故能形與神俱,而盡終其天年,度百歲乃去。」中醫理論精深,值得我輩去挖掘。

◎案

某,男,56歲。2009年3月22日初診。主訴腹瀉反覆發作已3年,誘發加重7天。3年來大便稀溏,2～4次／天,每飲食生冷或油膩食物即泄瀉,或於餐後不久即欲瀉,經中西醫藥治療,時癒時發,西醫曾做詳細檢查無器質性病變。近一星期以來因飲食不節,腹瀉加重。症見:大便稀溏,有時伴有黏液,3～4次／天,飲食生冷或油膩食物即加重,或於餐後不久即欲瀉,腹部冰冷感,畏寒肢冷,疲倦乏力,腰腿痠軟,夜尿2～3次。舌質淡而胖,苔薄白,脈細弱,左關微弦。中醫診斷為泄瀉。辨證為脾腎陽虛、溼濁蘊結。治以溫補脾腎、袪溼導滯。方用五苓散合附子理中湯加減。

處方:白朮、茯苓、黨參、乾薑各15g,製附子、補骨脂、益智仁、厚朴各9g,肉桂(後下)、澤瀉、豬苓、陳皮、炙甘草各6g。3劑,水煎服,每日1劑。

第三章　臨床各論詳解

　　藥後症狀明顯減輕，照上方加減調理 1 月餘而癒，未見復發。

　　按本案例反覆發作的原因有三：久病纏綿導致脾腎陽虛，命火不足，水穀不化；飲食不節，損傷脾胃，升降失調；久病未癒，患者以為病不可治，焦慮緊張，木鬱不達，橫逆乘脾，導致本病反覆纏綿。針對本病的症候特點，採用五苓散合附子理中湯化裁，一方面祛溼導滯以治其標，另一方面溫補脾腎以固其本，但是祛溼利水藥不可過重，以免傷正。方中黨參、白朮、炙甘草、乾薑溫運脾陽，製附子、補骨脂、益智仁、肉桂補命門火以生脾土，白朮、茯苓、澤瀉、豬苓健脾滲溼，厚朴、陳皮行氣燥溼。用藥合理，緊扣病症，故能向癒。現代醫學認為消化道功能性或器質性病變所導致的慢性腹瀉，都屬於本病。而中醫學認為主要是胃腸道失調導致久治不癒的泄瀉。病因雖有多種，但若失治誤治，由實轉虛，則出現脾腎兩虛或虛實夾雜等症。若大便時溏時瀉，水穀不化，稍進油膩食物則加重，脘腹脹滿、疲倦乏力者，可用本方加黨參、山藥、芡實、陳皮健脾益氣，祛溼止瀉；若泄瀉多在清晨之前，形寒肢冷，腰膝痠軟者，可用本方加補骨脂、肉荳蔻、乾薑、製附子、溫腎健脾，固澀止瀉；若泄瀉因情緒的波動而加重，時常胸脅脹悶，腹痛欲瀉，可用本方去桂枝，加白芍、防風、白扁豆、陳皮抑肝扶脾；若腹部冷痛，四肢冰冷，大便稀溏者，可用本方合理中湯加減；若由食滯引起的脘腹脹滿，噯氣吞酸，大便稀溏者，可合保和丸消食導滯，和胃止瀉。治療慢性泄

瀉，用藥不必太多，能有效地控制病情即可，以免加重脾胃的負擔。

7. 肝硬化腹水

肝硬化腹水是肝臟疾病引起肝臟出現反覆炎症，肝硬化或者纖維化後低蛋白血症、門脈高壓等多種病理因素，導致一些臨床症狀，如腹腔積液、食道胃底靜脈曲張、肝性腦病等併發症現象的疾病。肝硬化腹水是肝臟疾病（如酒精性肝炎、B型病毒性肝炎、C型病毒性肝炎等）終末期或者是代償期最明顯的臨床表現之一，它的發生率較高，可達到76%以上。一旦出現肝硬化腹水，對患者的生命會造成嚴重影響，如果不進行及時的治療，預後不佳。在臨床上，肝硬化患者在代償期最為突出的症狀就是腹水。

在中醫學上，雖然沒有肝腹水的命名，但是根據患者的臨床症狀和生命體徵，將其劃分為「鼓脹」的範疇，患者的肝腎脾受損，預後比較差。

◎案

某，女，80歲，虛胖貌，肌肉鬆弛。2009年6月23日初診。看上去較年輕，似70餘歲。在某醫院消化科住院。2006年查出肝硬化腹水，屢發屢治，2個月前又復發，某醫院給予利尿等法，治療半月未見好轉，遂轉至另一醫院，仍予利尿劑。查白蛋白低於正常，遂靜脈注射白蛋白3支，並因腹脹而抽水3

次（每週 1 次），腹水呈混濁狀。症見：腹部膨隆，較軟，無壓痛。自述乏力，納呆，怕冷，不汗出，背部冷感，如有磨盤重壓在上，大便正常（1 週前經常腹瀉），嗜睡，小便暢。抽水前超音波檢查腹水為 4.6cm，舌體胖大，脈虛數，重按無力。雙手顫抖不已 10 餘年，曾被診斷為帕金森氏症。中醫診斷為鼓脹。辨證為脾腎陽虛、水溼內停。方用真武湯合五苓散加減。

處方：製附子 20g，白芍 20g，炒白朮 20g，茯苓 20g，澤瀉 30g，豬苓 20g，桂枝 10g，黃耆 15g，生薑一大塊，木香 10g，檳榔 20g。5 劑，每日 1 劑，水煎服。並囑加強營養，適口為度，忌食生冷。

二診：精神明顯好轉，食慾大增，乏力好轉，能自己上三層樓，手抖如前，怕冷好轉，未做其他檢查，舌同前，肝掌不明顯。上方加麥芽 30g，黃耆加至 20g，生薑拇指大 1 塊。繼服 14 劑。

此後，以真武湯合五苓散加減治療，前後共一個半月，腹水消失，諸症好轉而臨床治癒。

按肝硬化腹水，首診基本上以真武湯為主方，這種證型最為常見，該患者是比較典型的一例。水為至陰之物，其性最寒，當溫之以陽，製附子必用，唯熱證除外。不過，是否選用真武湯，還須辨證。患者腹水多年，乏力、怕冷、背部冷感，係陽虛所致。嗜睡，即《傷寒論》少陰病之「但欲寐」。舌體胖大，顯示有水溼內停。脈虛數，重按無力，說明是虛證，而

非實證。雙手顫抖，即與真武湯證之「振振欲擗地」相吻合。所以，以真武湯為主方，同時合以五苓散以利水消腫。因患者食慾不佳，故僅予少量黃耆，以補氣利水。配伍木香、檳榔，能夠行氣以利水，而且檳榔具有利水消腫、消食之功。諸藥合用，藥到病除。

8. 大腸癌

大腸癌屬於中醫學「腸覃」、「鎖肛痔」、「便血」、「下痢」、「滯下」等範疇。一般認為本病的發生是由於脾腎不足，或飲食不節，或憂思憂鬱，久瀉久痢，致使溼熱蘊結，下注浸淫腸道，引起局部氣血運行不暢，溼毒瘀滯凝結而成腫瘤。

◎案

陳某，男，62歲。2011年4月23日初診。患者2011年4月13日因「便血2個月」於某醫院門診查電子腸鏡及病理示：直腸腺癌。查CT顯示：直腸癌肝、腹腔多發轉移。家屬及患者不願進一步治療，希望予中藥保守治療。症見：神疲乏力，氣短懶言，右上腹脹痛，食後尤甚，無腹瀉，偶有噯氣泛酸，時有低熱，無惡寒寒戰，身目輕度黃染，小便量少，大便日解4～5次，色黃，質偏稀，無黏液膿血便，夜寐差，雙下肢水腫。中醫診斷為鎖肛痔。辨證為脾虛蘊溼、毒結大腸。治以健脾逐水、解毒抗癌。方用以六君子湯、五苓散合己椒藶黃湯加減。

處方：黃耆15g，黨參10g，炒當歸10g，生白朮20g，

防己 10g，花椒 6g，製大黃 3g，澤瀉 30g，葶藶子 15g，厚朴 10，烏藥 10g，鬱金 15g，茯神 20g，豬苓 15g，陳皮 10g，炙甘草 6g。14 劑，每日 1 劑，分 2 次服用。

二診：患者乏力減輕，身目無明顯黃染，小便量增多，腹脹改善，下肢腫脹漸消退。原方花椒減至 3g，餘不變，囑繼服 14 劑。

三診：患者乏力明顯改善，雙下肢水腫消退，唯夜間汗出明顯，原方加煅龍骨 15g，煅牡蠣 30g，如法續服 2 週。

四診：患者汗出症狀明顯緩解，餘症狀亦可。原方去花椒、防己、葶藶子，澤瀉減至 15g，加山茱萸 15g，藤梨根 20g，半枝蓮 15g，囑患者續服中藥以資鞏固。經治療 8 個月來，患者病情平穩，精神好轉，情緒穩定，血液常規多次複查在正常範圍內，肝轉移灶經多次腹部超音波、CT 檢查均基本穩定，目前仍在治療中。

按脾虛氣滯是發病之關鍵。大腸者，傳導之官，變化出焉。大腸的生理功能與脾密切相關，脾以升為健，脾氣升清不息，水穀精微得以濡養全身，糟粕方能得以下行。腸腑以通為用則依賴於脾氣的推動運化和升清降濁。脾虛失運，水穀精微輸布失常，氣血生化乏源，臟腑失養，則正氣難復；脾虛易痰溼積聚，溼毒內生，久而化熱，邪毒溼熱蘊結，下注浸淫腸道，局部氣血運行不暢，溼毒瘀滯凝結而成腫塊。方中以人參、白朮、茯苓、甘草平補脾胃之氣，半夏、陳皮理氣化溼。

防己宣透肺氣，通調水道，下利水涇，葶藶子瀉肺下行，椒目利水逐飲，大黃軟堅決壅，逐水從大便而去，並有破血消之效。茯苓、豬苓、澤瀉甘淡滲泄水飲，桂枝溫陽化氣，助膀胱之氣騰化，白朮健脾培土，土旺而陰水有制。

四、泌尿系統疾病

1. 尿路結石

尿路結石依據其臨床症狀，屬於中醫學「淋證」、「石淋」、「腰痛」等範疇。淋之名，始見於《黃帝內經》，《素問·六元正紀大論》稱本病為「淋」、「淋悶」，淋者，淋漓不盡，如雨淋而下；，通祕，不通之意也。指出了淋證為小便淋漓不暢，甚或閉阻不通之意。漢代張仲景在《金匱要略·五臟風寒積聚病脈證并治》中稱其為「淋祕」，將其病機歸為「熱在下焦」，並在《金匱要略·消渴小便不利淋病脈證并治》中對本病的症狀做了描述：「淋之為病，小便如粟狀，小腹弦急，痛引臍中。」說明淋證是以小便淋漓不爽，尿道刺痛為主症。石淋是以小便排出砂石為主症，或排尿時突然中斷，尿道窘迫疼痛，或腰腹絞痛難忍。

◎案

胡某，女，34歲。2010年8月25日初診。訴腰部酸脹疼痛月餘，8月24日至某醫院查泌尿系統彩色超音波示：右腎少

量積液，右側輸尿管結石（直徑約 0.8cm），右側輸尿管上段未見明顯擴張。尿液常規示：隱血（BLD）（＋＋），紅血球（RBC）14 個 /Hp。症見：腰部酸脹疼痛，小便頻數不利，乏力，納寐可，舌質淡紅，苔白，脈細。中醫診斷為淋證。辨證為氣化不利、砂石內停、水道受阻。治以化氣利水、排石通淋。方用五苓散加減。

處方：茯苓 15g，澤瀉 10g，桂枝 8g，炒白朮 15g，甘草 6g，黃耆 15g，黨參 15g，生地黃 15g，牡丹皮 15g，山藥 15g，山茱萸 12g，金錢草 15g，海金沙 10g，雞內金 12g，茜草 12g，白茅根 20g。7 劑，每日 1 劑，水煎分 2 次服。

二診：訴服上方 7 劑後，腰部脹痛減輕，小便通利。上方隨症加減，連續服用 20 劑。

三診：服上藥後，腰痛劇烈，繼而排出黃豆及米粒大小結石數塊，現諸症減輕，複查超音波示：右腎積水消失，輸尿管走行區未見強光團。

按本案患者以經方治療為主，辨證施治，臨床隨症加減，常用茯苓、澤瀉、滑石等藥治療小便不利；以白芍、甘草等酸甘化陰，緩急止痛；常加金錢草、海金沙、雞內金及五苓散等方藥以加強溶石、化石、排石力量。若年老體虛者，則多加入黃耆、黨參及腎氣丸等方藥以鼓舞腎氣，增強膀胱氣化功能，促進結石的排出；若結石日久，可能產生黏連者，多加入枳實、厚朴等行氣藥，以加速結石的排出。

2. 前列腺增生症

良性前列腺增生症是以尿頻、夜尿多、進行性排尿困難為主要臨床表現的老年男性常見病。

◎案

劉某，男，73歲。2008年7月28日初診。主訴：尿頻、夜尿6～7次。症見：尿頻、夜尿多、尿線細、尿滴瀝、尿不盡、排尿無力，面白，神疲氣怯，腰膝酸冷，陽痿，大便稀溏，舌質淡，水滑苔，脈沉滑。直腸指診示前列腺Ⅱ度增生，表面光滑無結節，無壓痛。超音波顯示前列腺大小：5.7cm×5.0cm×4.7cm。患者懼怕手術，求助中醫治療。中醫診斷為淋證。辨證為腎氣虧虛、氣化不及州都、氣津運化失常。治以溫陽化氣、益氣行水。方用春澤湯加減。

處方：桂枝20g，茯苓15g，豬苓15g，澤瀉15g，白朮15g，生晒參15g，黃耆30g，淫羊藿30g，當歸15g，浙貝母15g，苦參15g。7劑，每日1劑，水煎服。

二診：藥進7劑後，患者症狀明顯改善，夜尿次數減為2～3次，排尿較以前明顯通暢。效不更方，續進7劑。

三診：上藥服7劑後，患者自覺排尿恢復正常，白天次數不頻，夜尿1～2次。

共服30餘劑，排尿通暢，有晨勃現象。囑其服用補中益氣丸、金匱腎氣丸、胎寶膠囊以鞏固療效。

按良性前列腺增生症是以尿頻、夜尿多、進行性排尿困難為主要臨床表現的老年男性常見病。腎為水臟，主司二便和調節水液的代謝。只有腎氣盛，氣化正常，膀胱才能開合有度，小便才能通暢無阻。老年男性常因腎氣虧虛，氣虛成瘀，膀胱開合失常而導致排尿障礙。腎虛是前列腺發病的基礎，血瘀下焦是其基本病理，溼熱是致病之標。

◎案

李某，男，84歲。以「尿不暢5年餘，尿閉1天」就診。患者反覆尿流艱澀不暢，尿意頻，尿不盡，夜尿5～6次。5年前超音波顯示：重度前列腺增生。泌尿外科建議手術治療，鑒於患者同時患有高血壓病、高血壓性心臟病、慢性左心功能不全、冠狀動脈粥狀硬化性心臟病、陳舊性心肌梗塞、2型糖尿病、糖尿病腎病、慢性腎功能不全、腦梗塞，不具備手術指徵，故未行手術治療。1天前患者尿閉，點滴不出，小腹脹滿拘急，難以忍受，故前來就診。緊急行導尿術，但因前列腺肥大嚴重，兩次導尿均未成功，遂行膀胱穿刺術，抽出淡黃色尿液約800ml，患者小腹拘急脹滿緩解。患者係老年男性，年老腎虛，膀胱氣化失司，開合失常，則發為「癃閉」，尿流艱澀不暢，尿意頻，夜尿多。水液瀦留體內，則小腹脹滿拘急。觀患者舌體胖大，邊有齒痕，舌質偏紅，苔黃膩，脈弦。中醫診斷為癃閉。辨證為溼熱內蘊、痰飲內停。治以清利溼熱、行水利溼。方用五苓散加味。

處方：茯苓 30g，豬苓 30g，澤瀉 30g，桂枝 15g，炒白朮 15g，茵陳 30g，滑石 30g，車前草 25g。3 劑，每日 1 劑，水煎 400ml，分 3 次服。

二診：患者服 3 劑後感尿意頻、尿不暢有所好轉，於前方中加大茯苓劑量為 60g，繼服 3 劑。

三診：服上藥 3 劑後，尿不盡有所減輕。前方中加熟地黃 25g 以補腎，加大豬苓、澤瀉劑量各為 50g，繼服 7 劑。

四診：上藥服 7 劑後，夜尿有所減輕，2～3 次。繼服原方 7 劑，隨訪 3 個月未發生尿瀦留。

按五苓散一方，出自張仲景所著《傷寒論》，在傳統《方劑學》教材中被歸為祛溼劑中利水滲溼的方劑，有利水滲溼，溫陽化氣，外散表邪的功效。此證病因源於太陽外有表邪，內傳太陽之府。方中澤瀉甘淡化溼，直達腎與膀胱，茯苓、豬苓利水滲溼，白朮健脾而運化水溼，桂枝溫通陽氣，內助膀胱溫陽化氣，布津行水，外散太陽未盡之表邪，全方共奏利水滲溼，溫陽化氣之功，主治太陽傷寒蓄水證及水溼內停之水腫。對於五苓散的認識，多年來傷寒學界及方劑學界一直都受膀胱蓄水說的限制，導致西醫甚至部分中醫都認為五苓散即是中藥利尿劑，更有甚者，部分西醫甚至將其與 Furosemide 等同起來，造成了臨床醫生乃至學術界對五苓散的誤解。

事實上，五苓散在臨床中應用甚廣，只要辨證準確，既不必論其有無表證，又不必拘泥於膀胱蓄水之一端，但屬氣化不

利，皆可用之。五苓散證的病機實質當是三焦氣化不利。《素問‧靈蘭祕典論》云：「三焦者，決瀆之官，水道出焉。」說明三焦是水液運行的道路。人體水液的正常生成、輸布、排泄，是胃、肺、脾、腎、三焦、膀胱各司其職、協同作用的結果，而《素問‧經脈別論》「通調水道，下輸膀胱」雖為肺所主，但亦是三焦的重要功能。三焦水道通利，則水液運行暢通，代謝正常，若三焦氣化不利，氣不化溼，水液內停，不得下輸膀胱，則小便不利，不能布津上乘於口則口乾，但體內並無實熱耗津，故口雖乾但並不多飲或喜熱飲，而飲入之水，下無出路，體內失布，反致上逆，故水入即吐。水飲內盛，流動不居，動於下焦則臍下動悸，阻於中焦則心下痞滿，逆於胃中則吐涎沫，上凌肺氣則短氣而咳喘，甚至喘鳴，凌心則心悸、胸悶，不能平臥，上犯清陽則頭昏、眩暈，水蒙清竅則耳鳴、耳聾，流注大腸則泄瀉，外溢肌膚則水腫。如兼見表證未解，還可見頭痛、惡寒、發熱、脈浮等症狀。因此，五苓散證的病機核心是三焦不能化氣布津，病位在三焦，而非僅執於膀胱一端，其病性有水飲停聚局部和水津不布全身兩種。五苓散善化氣布津，分消三焦水氣，使氣化得行，水道得通，津液得布，停聚得除，乃是恢復三焦氣化的一劑良藥，在老年病的應用中十分廣泛。我們醫者在臨床中需辨證準確，適當加減，學習經方，活學活用，使之更好地為臨床服務。

3. 二便失調

尿頻、便祕屬於腎氣虧虛，陽氣失卻溫化，氣化不及州都，脾失傳輸，水津代謝紊亂，膀胱氣化失職，大腸津液虧乏。

◎案

張某，男，72歲。2007年11月30初診。主訴：尿頻、易便祕10年。症見：尿頻、夜尿4次以上，尿等待，尿中斷，尿不盡，易便祕，平時疲倦無力，伴有失眠多夢，舌質淡，苔薄白，脈滑細。既往史：1998年4月做前列腺電切術。中醫診斷為淋證。辨證為腎氣虧虛，氣化不及州都，脾失傳輸津液，大腸津液匱乏。治以溫陽化氣、行氣化水。方用春澤湯加味。

處方：桂枝20g，白朮15g，豬苓15g，茯苓15g，澤瀉15g，黨參30g，黃耆30g，川牛膝15g，覆盆子15g，石菖蒲10g，炒酸棗仁15g。

共服14劑，大便正常，尿頻消失，即服用金匱腎氣丸鞏固。

按本案尿頻、便祕屬於腎氣虧虛，陽氣失卻溫化，氣化不及州都，脾失傳輸，水津代謝紊亂，膀胱氣化失職，大腸津液虧乏。《素問·經脈別論》云：「飲入於胃，游溢精氣，上輸於脾，脾氣散精，上歸於肺，通調水道，下輸膀胱。水精四布，五經並行，合於四時五臟陰陽，揆度以為常也。」闡明了水液的代謝、貯藏、布用有賴脾之傳輸、肺之宣降、腎之氣化。春澤湯是由五苓散加人參而成。五苓散方義：脾腎功能失調，水

溼為患，法當溫腎陽以助氣化，健脾胃以助輸津。故方中用辛溫的桂枝直達下焦，溫命門之火，恢復腎的氣化功能，氣化正常，則水精四布，五經並行。白朮健脾，有恢復脾胃運化水溼的功能，脾能輸津，則渴欲飲水、水入即吐、泄瀉等症可癒。津停為溼，又宜淡滲利水，通調水道。故用茯苓、豬苓、澤瀉通調三焦，利其水溼。此方既可調理腎脾治其本，又可祛除水溼治其標，合而用之，有運脾除溼、化氣行水之功效。人參補氣，甘寒滋陰，內具陽性，為生氣化水之良品。黨參、黃耆既助白朮健脾制水，又助桂枝氣化。

4. 慢性膀胱炎

◎案

廖某，女，61歲。以「反覆尿道不適感10餘年」就診。症見：解小便時尿道不適感，有時微感灼熱，尿頻，尿有餘瀝，無明顯尿急、尿痛。口乾、唇乾，而不欲飲，體溫正常。查血液常規正常。尿液常規：白血球（＋），上皮細胞（＋＋＋＋），膿細胞、紅血球均為陰性。尿液培養：大腸桿菌。舌質淡，苔白膩，脈緩。西醫診斷為慢性尿路感染，予Levofloxacin液每次0.2g，每天2次靜脈注射，金錢草顆粒劑口服。用藥1週，患者尿道灼熱略有減輕，仍感尿道不適，尿頻，尿有餘瀝。複查尿液常規：白血球（＋），上皮細胞（＋＋＋）。尿液培養仍查見大腸桿菌。停藥3天後，患者又感症狀如初，查尿液常規：白血球（＋），上皮細胞（＋＋＋＋）。中醫診斷為淋證。辨證分析

為該患者係老年女性，下體不潔，溼熱之邪上犯，侵入膀胱，治不及時，久留不去，則解小便時尿道不適感，微感灼熱。溼熱日久，耗傷正氣，正虛邪戀，加之年老久病則腎虛，氣不化水，膀胱氣化不利，則小便不利而尿頻，尿有餘瀝。水津不得輸布，則口乾、唇乾，水飲停聚則不欲飲。溼熱不甚則無明顯尿急、尿痛。該患者病程日久，正氣虧虛，而邪氣不甚，舌質淡、脈緩係陽氣虧虛之象，苔白膩係兼有溼濁之證。治以化氣行水、清利溼熱。方用五苓散加減。

處方：茯苓 30g，豬苓 30g，澤瀉 30g，桂枝 15g，炒白朮 15g，滑石 30g，薏仁 30g。3 劑，每日 1 劑，水煎 400ml，分 3 次服。

二診：患者服藥後尿道不適感及尿頻、尿有餘瀝均有所好轉，仍感口乾，小便時微感灼熱。考慮久病溼熱傷陰，故於上方加生地黃 30g，同時加茯苓、豬苓劑量均為 60g，繼服 4 劑。

三診：服上藥 4 劑後，症狀明顯緩解，原方繼服 5 劑。

四診：症狀基本消失，複查尿液常規：白血球 3～4 個／高倍視野，上皮細胞（＋＋）。囑患者注意下身清潔，內褲消毒，行房後排尿，並預防性口服 Levofloxacin 膠囊 0.2g。隨訪 1 個月，未復發。

5. 尿道窘迫症候群

◎案

王某，女，75 歲。因「尿頻、尿急 1 年餘」就診。症見：尿頻，尿急，無尿痛，無滴瀝滯澀感，精神緊張時尤甚，咳嗽、噴嚏及運動強度稍大時小便自出，不能自制，常浸透內褲甚至外褲。舌質淡紅，苔薄白，脈弦。患者曾多次到西醫院就診，反覆查尿液常規：白血球 1～8 個／高倍視野浮動，尿液培養未查見致病菌生長，血液常規未查見明顯異常。西醫予 Levofloxacin 口服，無明顯效果，又先後予 Levofloxacin、Ceftazidime 靜脈注射，效果亦不佳，打點滴期間略有減輕，停藥後又出現加重，終無明顯好轉。就診時查尿液常規：白血球 2～3 個／高倍視野。中醫辨證分析為患者係老年女性，年老腎虛，氣化失司，加之生活經歷坎坷，長期緊張、焦慮，肝失疏泄，氣機不暢，經絡受阻，水液不得運行輸布，氣機下迫故見尿頻、尿急。精神緊張時氣機受阻加重，水道不得暢通，故見加重。肺主通調水道，下輸膀胱，咳嗽、噴嚏時肺氣閉鬱，肺失宣肅，水道不得通調，劇烈運動則耗氣，氣耗則膀胱氣化愈受影響，故可見尿失禁。患者舌質淡紅，苔薄白為陰陽虛損不甚，脈弦係肝氣鬱結的表現。中醫診斷為淋證。辨證為陽氣不足，水不化下，肝鬱脾虛。治以疏肝解鬱、行氣利水。方用五苓散加味。

處方：茯苓 30g，豬苓 30g，澤瀉 30g，桂枝 15g，炒白朮 15g，柴胡 20g，升麻 20g。3 劑，每日 1 劑，水煎 400ml，分 3 次服。

二診：患者服 3 劑後感尿頻、尿急有所好轉，繼用原方加鬱金 15g 以行氣活血，繼服 5 劑。

三診：服後上述症狀有明顯減輕，尿失禁明顯好轉，咳嗽、噴嚏時僅有點滴小便自出。複查尿液常規：白血球 0～2 個／高倍視野。隨訪 2 週未出現反覆。

6. 慢性腎功能不全

◎案

趙某，男，60 歲。以「反覆雙下肢水腫 3 年，加重 1 個月」入院治療。患者平時工作繁忙，精神壓力大，生活不規律，嗜菸酒，反覆雙下肢水腫未予重視。退休後水腫加重，伴尿量急遽減少，方才前來就醫。症見：雙下肢重度凹陷型水腫，尿少，大便稀，每 24 小時尿量在 200ml 左右，面部及眼瞼浮腫，面色萎黃，精神萎靡不振，貧血貌。舌質淡，有瘀斑，舌下絡脈瘀曲，苔白，脈沉遲。BP 200/120mmHg。腎功能：肌酐（Cr）453μmol/L，尿素氮（BUN）36.5mmol/L，尿酸（BUA）812.3μmol/L。西藥用降壓、利尿、保腎等治療，同時加用中藥。中醫辨證分析患者係老年男性，平素勞累過度，勞則耗氣傷陽，房勞過度則傷腎精。腎主水，司二便，腎陽虧虛則不得化氣行水，水液瀦留體

內則發為水腫，膀胱開合失司則尿少。舌質淡，苔白，脈沉遲係陽虛的表現。久病入絡，水腫日久，脈絡壅滯，氣血運行不暢，則血絡瘀阻，故見舌上瘀斑，舌下絡脈瘀曲。瘀血不去，新血不生，故見面色萎黃，精神萎靡。中醫診斷為水腫。辨證為陽虛，水不化氣。治以活血化瘀、溫陽化氣利水。方用五苓散加味。

處方：茯苓60g，豬苓60g，澤瀉60g，桂枝25g，炒白朮30g，丹蔘30g，益母草25g，黃耆60g，漢防己30g。5劑，每日1劑，水煎400ml，分3次服。

二診：患者服藥後尿量有所增加，每24小時尿量800ml左右，BP降至150/90mmHg，雙下肢水腫有所消退，繼服原方6劑。

三診：尿量增至每24小時1,500ml左右，原方加車前子30g，冬瓜皮30g，繼服7劑。

四診：每24小時尿量達1,800ml，雙下肢水腫明顯減輕。於原方中加茯苓、豬苓、澤瀉、黃耆劑量均為80g，增大桂枝劑量為35g，繼服7劑。

五診：每24小時尿量2,000ml，面部及雙下肢水腫進一步消退，BP穩定在145/90mmHg左右。複查腎功能：肌酐250.3μmol/L，尿素氮20.5mmol/L，尿酸612.3μmol/L。

7. 急慢性前列腺炎

◎案

葉某，男，42歲，工人。2011年6月22日初診。患者尿頻、餘瀝不盡1年餘。曾經多家醫院檢查，診斷為慢性非細菌性前列腺炎。經西醫治療，療效不滿意，故慕名而求診於馮世綸老中醫（馮老）。症見：尿頻，白天10餘次，夜間1～2次，伴有餘瀝不盡，口乾，汗出，大便2日1行，皮膚有小疹。舌淡，苔白，脈細。中醫診斷為淋證。辨證為太陽、太陰、陽明合病。治以解表化飲、利溼清熱排膿。方用五苓散合赤小豆當歸散加減。

處方：桂枝、蒼朮、澤瀉、豬苓、當歸各10g，茯苓12g，赤小豆15g。7劑，水煎溫服，每日2次。禁酒，忌辛辣刺激之品。

二診：7月2日。服上藥後，尿頻明顯減少，白天小便6～7次，偶有夜尿，餘瀝不盡尚有，大便偏溏，口中和，汗出怕風，身癢起小疹伴有刺痛，會陰偶有刺痛。舌淡，苔白，脈細。辨證為太陽、太陰合病，係營衛不和、溼毒瘀阻。方用桂枝湯合赤小豆當歸散加減。

處方：桂枝、白芍、荊芥、防風、當歸、血餘炭各10g，白蒺藜、赤小豆各15g，蛇蛻5g，炙甘草6g。7劑。

三診：7月11日。尿頻已除，餘瀝減輕，餘症消失。上方

加薏仁 30g，續服 7 劑而痊癒。

　　按慢性非細菌性前列腺炎屬中醫學「精濁」範疇。馮老治療本病，先辨八綱、六經，再辨方證。本案患者初診症狀為尿頻、餘瀝不盡、口乾、汗出、皮疹，舌淡，苔白，脈細。辨六經屬太陽、太陰、陽明合病，辨方證屬五苓散合赤小豆當歸散證，故立解表化飲、利溼清熱排膿為法，予五苓散合赤小豆當歸散而取效。馮老將五苓散方證歸入太陽、太陰、陽明合病中，指出本方證的辨證要點為：太陽表虛證兼見心下停飲、小便不利、口乾等。臨證凡見汗出、口乾、尿頻或尿不利者，當屬外邪裏飲之太陽、太陰、陽明合病，為五苓散證。本方集豬苓、茯苓、澤瀉、白朮（蒼朮）等藥，重在逐內飲；桂枝降氣衝以解外，諸藥配伍，解表利水，故治外邪內飲化熱，脈浮，氣沖水逆，渴而小便不利者。赤小豆當歸散方見於《金匱要略·百合狐惑陰陽毒病脈證并治》，其曰：「病者脈數，無熱，微煩，默默但欲臥，汗出，初得之三四日，目赤如鳩眼；七八日，目四眥黑。若能食者，膿已成也，赤小豆當歸散主之。」《金匱要略·驚悸吐衄下血胸滿瘀血病脈證并治》曰：「下血，先血後便，此近血也，赤小豆當歸散主之。」方中赤小豆利溼排癰腫膿血，當歸養正祛瘀。

　　急性前列腺炎，中醫稱為「懸癰」，慢性前列腺炎也可當「癰」治療，況本案尚有皮疹，也屬「瘡瘍」範疇。赤小豆湯為馮老臨證常用方，取其利溼活血之功，與五苓散合用，解表化飲、利溼排膿，方證相對，故複診即見尿頻明顯減少，且見口

中和、汗出怕風、會陰偶有刺痛等，證轉為營衛不和、溼毒瘀阻，故取桂枝湯合赤小豆當歸散加減，乃方隨證變，隨證治之。可見，經方辨治，並非「效不更方」，而是「隨證治之」，充分展現了辨證論治、方證對應的理論。

五、內分泌系統疾病

1. 汗證

出汗是人體調節體內陰陽的一種生理功能。汗液由營陰之氣所化生，受衛陽之氣開合調控，所謂「陰在內，陽之守也」（《素問·陰陽應象大論》），「陽加於陰謂之汗」（《素問·陰陽別論》）。營衛和諧，陰陽調和，則汗出正常。反之，陰陽不調，營衛不和，則汗出異常，是為汗證。

◎案

王某，女，53歲。2005年8月29日初診。因產後受風，病汗出如洗已逾24年。汗出冷，以背部為主，汗不出則身不舒爽，惡風，夜寐欠安，小便尚調，舌淡略暗胖，苔薄黃潤，脈緩。前醫處柴胡桂枝湯數劑服之未效。中醫辨證為膀胱氣化不利、營衛不和、衛表不固。治以通陽化氣、健脾利水、益氣固表。方用五苓散合玉屏風散加減。

處方：桂枝10g，白朮10g，茯苓15g，澤瀉10g，豬苓10g，黃耆15g，防風6g。7劑，每日1劑，水煎服。

二診：服藥 3 劑，小便開始增多，汗出減少，7 劑服完，汗出大減。繼用原方 7 劑，以資鞏固。

按本案患者汗出特甚，中西醫多方治療，包括調和營衛、三焦的柴胡桂枝湯均罔效。患者口不渴，明顯無小便短少不利；苔黃，並非典型的膀胱氣化不利、水飲內停證。陳瑞春教授（後稱「陳師」）根據其舌胖苔潤，常法治療不效，以及以往用五苓散治療汗證的臨床經驗，斷為五苓散證。處方畢，陳師即語知吾等門人，此為水不化氣，氣津不布，尿少而汗多，清氣不升，濁陰不降。服藥當小便利而汗止。藥後果如其言。還曾治療一例女性患者，盜汗，怕冷，伴小便不利，服用五苓散後，小便通利，盜汗、畏寒好轉。

臨床上汗證的病機多為內熱熾盛、陰虛內熱、營衛不和、氣虛不固、陽虛不攝等，此其常也。陳師認為，膀胱的氣化功能與汗出亦有密切關係。《靈樞·本臟》云：「三焦、膀胱者，腠理毫毛其應。」意為腠理毫毛是三焦、膀胱生理功能正常與否的外在反映。就膀胱而言，其屬太陽，為太陽之腑，位居下焦，與少陰腎相表裏，主司氣化，以化生「太陽陽氣」，又稱太陽經氣。太陽陽氣透過足太陽膀胱經（包括三焦）輸布於體表，以「溫分肉，充皮膚，肥腠理，司開合」（《靈樞·本臟》），故曰太陽主一身之表，統攝營衛，抗禦病邪侵襲，為六經藩籬。太陽膀胱經腑相連，太陽經氣調和，則太陽腑氣通暢。《素問·靈蘭祕典論》曰：「膀胱者，州都之官，津液藏焉，氣化則能出矣。」膀胱的氣化功能既可排泄尿液，還能化生津液，並使之輸布上

承以滋養機體，此所謂「水精四布」(《素問·經脈別論》)。反之，太陽腑氣通暢，則太陽經氣調和，體表腠理毫毛開合有度，營衛調和，汗出正常。外感寒邪，干犯太陽，邪氣循經入腑，阻遏太陽膀胱腑之陽氣；或腎陽素虧，膀胱失煦，寒邪凝聚。膀胱氣化失司，小便無以通利，水飲內停；津液無以化生，津不上承；太陽腑氣不利，則太陽經氣運行受阻，腠理毫毛開合失常，營衛不和，衛陽失卻外固，營陰不能內守，則見汗出失度。寒為陰邪，羈留時日，可克伐太陽陽氣。太陽經氣不利復不足，衛外不固，又易外受寒邪；水飲亦為陰寒病理產物，留蓄下焦，又進一步阻礙、損傷膀胱陽氣，加重氣化失常。如此形成惡性循環，常使汗證纏綿難癒。陳師認為，膀胱氣化不利所致的汗證雖非常見證型，但也並非偶見。臨證應緊扣膀胱氣化不利的病機，抓住與之相關的症狀進行辨證。水飲內停，故見小便不利、小便少；氣不化津，津不上承，則口渴。陳師經驗，此等患者或渴不喜飲，或飲水不多，也可消渴引飲，但必喜熱飲。太陽陽氣無以「溫分肉」，則怕冷，患者往往越出汗越身冷。陳師認為，汗出可是自汗，亦可為盜汗，甚至漏汗。不拘其汗出形式，重在四診合參，綜合分析，不可落入盜汗必陰虛，自汗、漏汗為陽虛的俗套。

　　水飲為患，脈多弦、滑，或弦滑。舌象是辨證之眼目，患者多舌質淡、淡紅，舌體胖大，邊有齒痕，舌苔白，潤澤有津，甚則伸舌滴水；也可因津不上承，舌失滋潤而舌乾、少津，但舌質必不紅，苔白。部分患者也可見到舌苔黃，只要身無其

他熱象體徵，苔黃而潤澤有津，舌不紅，或稍紅，則未必就是有熱，可以是水氣阻滯，陽氣鬱遏；或是陽鬱有化熱的趨勢。陳師治療膀胱氣化不利汗證，針對病機通陽化氣利水，以五苓散為主，往往不行加減，直取原方。方用桂枝溫通膀胱陽氣，膀胱腑氣調暢，則太陽經氣得以運行，溫煦腠理毫毛，營衛調和，汗出自已，此所謂「見汗休止汗」，治病必求於本也。陽氣振則氣化利，膀胱腑氣化復常，小便通利，水飲得去，正合仲景「病痰飲者，當以溫藥和之」之意。若陽氣虧虛者，陳師常以肉桂易桂枝溫補陽氣或據情桂枝、肉桂並用，溫通與溫補並舉。白朮健脾崇土，以固堤防；茯苓、澤瀉、豬苓淡滲利水，予水飲以出路。藥後往往小便增多的同時，汗出減少。汗出身冷多因陽傷氣耗之故，常加玉屏風散補氣固表。不論是從《傷寒論》，還是《金匱要略》來看，五苓散的主症都是小便不利、消渴、煩渴，也可伴有微熱、心下痞、飲水即吐（水逆）、臍下悸、癲眩，甚至下利（《傷寒論》第159條），均未見到汗出。但對於汗證的患者，只要其病機符合膀胱氣化不利，太陽經氣輸布失常，同時伴有水津不化的小便不利、口渴，即可使用五苓散進行治療。由此充分表現了陳師對經方的靈活運用。對於飲阻陽氣，陽鬱微熱，舌苔黃潤，不必加用清熱之品，但得膀胱氣化，水飲滲利，陽氣運轉，鬱熱自散。寒必害陽，苦寒藥反影響溫熱陽藥化氣行水。仲景治水氣病多不用寒涼，即使方中有涼藥，也往往去之不用。如小柴胡湯證或然證之一，三焦決瀆失常，水飲內蓄，伴見心下悸，小便不利，仲景於小柴胡湯中

去苦寒之黃芩,加淡滲通利的茯苓,即是其例。五苓散臨床使用的劑型,今人多以湯劑取代散劑。陳師認為散劑利水作用顯著強於湯劑,且用白飲(米湯)和服,助養胃氣,可加強五苓散利水之功。

2. 口渴

口渴是指口乾想喝水。口渴的原因很多,如果說中樞系統出了問題,老會覺得渴,實際上不缺水,也沒有出現口乾的現象,但是中樞神經反映出來就是口渴要喝水。屬於中醫學「消渴」範疇。

◎案

孫某,女,20歲。2012年3月29日初診。口渴半年餘,形體中等,面白。半年前因失水而口渴,自此之後,口渴飲多,尿多而清長,咽不乾,下肢不腫,大便正常,無尿路刺激徵,納眠均可,夢多,有時頭暈,因曾患中耳炎而常有耳鳴,易於汗出,不惡風,偶爾心慌,舌淡紅,舌體不胖大,脈可有力。中醫診斷為消渴。辨證為水飲內停。治以化氣行水。方用五苓散加減。

處方:茯苓27g,豬苓27g,白朮27g,桂枝18g,澤瀉45g,滑石15g。共為細末,每日3次,溫水沖服,4天內服完,藥後取汗。

二診：4月2日。口渴好轉，耳鳴無改善，囑上方2劑再服8天。

三診：4月9日。服藥後口渴幾乎痊癒，但耳鳴無改善。

按患者以口渴而來診，口渴多見於陰虛、熱盛，而水溼內阻者也不少見。該患者症狀突出，易汗出，偶爾心慌，這是桂枝的應用指徵，主訴是口渴，同時伴尿多而清長，當屬水飲內阻為患，故予五苓散原方。加滑石的作用是為了增強五苓散的利溼作用。不加滑石，該患者單服五苓散也許能治癒。應用滑石的指徵是小便黃，而該患者小便清長。由於患者飲多，小便清長當與多飲有關，所以，以小便清長來證明沒有熱象，是不妥的。該患者水溼內阻證除口渴、飲多外，其他的症狀都不明顯，如果患者同時伴有下肢水腫、帶下量多、舌胖大、邊有齒痕等，五苓散的使用指徵就更加明確。

3. 盜汗

盜汗是中醫的一個病名，是以入睡後汗出異常，以醒後汗泄即止為特徵。

◎案

某，男，25歲，教師。盜汗2年。症見：面白，疲倦乏力，食慾欠佳，舌淡，苔白，脈濡滑，既往曾完善相關檢查，未發現器質性病變，曾服中藥治療，效果不佳。中醫診斷為盜汗。辨證為溼阻陽虛。治以化溼運中。方用五苓散加減。

處方：澤瀉 18g，茯苓 12g，豬苓、桂枝各 10g，白朮、白芍各 10g。5 劑，每日 1 劑，水煎 300ml，分 3 次服，5 劑而癒。

按本案患者辨證屬於溼阻陽虛，用化溼運中法治之，五苓散除邪袪溼，使中焦運化功能正常，同時增強膀胱氣化功能以利小便，使水液為溲而不為汗，體內水液代謝循常道而出，不外泄肌表；加白芍配伍桂枝辛甘化陽，調和營衛助斂汗。

4. 水腫

水腫是由於多種原因導致體內水液瀦留，氾濫肌膚，引起以眼瞼、頭面、四肢、腹部甚至全身浮腫為主要臨床特徵的一類病症。由於致病因素及體質差異，水腫的病理屬性有陰水、陽水之分。陽水屬實，多由外感風邪、瘡毒、水溼而成；陰水屬虛或虛實夾雜，多由飲食勞倦、稟賦不足、久病體虛所致。張景岳《景岳全書·雜症謨》記載：「凡水腫等證，乃脾、肺、腎三臟相干之病。蓋水為至陰，故其本在腎；水化於氣，故其標在肺；水唯畏土，故其制在脾。」又曰「陰中無陽，則氣不能化，所以水道不通，溢而為腫」。故調理肺、脾、腎三臟功能，化氣利水是治療陰水水腫的重要治則。老年人臟氣虛衰，正氣不足，是陰水水腫的多發族群。

◎案

秦某，女，67 歲。2014 年 9 月 19 日初診。主訴：尿頻、尿少、尿痛 1 週餘，發熱伴嘔吐 1 天。病史：患者於 1 週前

無明顯誘因出現尿頻尿少尿痛,小便淋漓,尿量減少,口乾多飲,胃納差,時有噁心欲吐感,遂往門診就診,門診醫師查尿液常規:尿膽原(＋),膽紅素(＋),隱血(＋＋＋),蛋白質(＋),白血球(＋＋＋),考慮尿路感染,予 Levofloxacin 口服抗感染及清熱利溼中藥治療,服藥後尿頻、尿急症狀減輕,仍小便不利,且口乾渴益甚,飲水較前增多。9 月 19 日上午開始出現惡寒發熱即前來就診。症見:尿頻、尿少、尿痛,伴惡寒發熱,最高體溫達 38°C,多次嘔吐,雙下肢中度浮腫,顏面及上肢輕度浮腫,脈沉,舌紅,苔少。查下肢血管及心臟、腎臟彩色超音波,血液生化未見明顯異常。西醫診斷為特發性水腫。中醫診斷為水腫。辨證為陰水。治以溫陽利水。方用五苓散。

處方:桂枝 15g,茯苓 20g,豬苓 20g,澤瀉 20g,白朮 15g。共 3 劑,水煎 250ml,分 2 次溫服,多飲暖水。

二診:服藥 1 劑即小便量明顯增多,嘔吐止,水腫漸消,顏面、上肢皮膚皺陷,下肢浮腫較前減輕,發熱僅於午後,口渴減輕。2 劑後小便量仍多,下肢浮腫減半,無發熱,仍口渴。3 劑後小便量仍多,下肢水腫已消除,口渴明顯改善,但仍有口渴。原方再予 2 劑,服後諸症消除,隨訪半年無復發。

按本案中患者為典型的陰水水腫,緣其年老陽氣虛衰,氣化不利加之尿路感染而致尿頻、尿少、尿痛及口乾多飲。前醫以抗感染、清熱利溼治之,尿頻尿急得緩解,但苦寒之藥傷

及已虛之陽，氣不化水，故小便不利加重而口乾益甚。肺衛不足，不耐風寒而惡寒發熱，飲水不化，小便不利，水飲內盛，上逆則嘔吐，泛於肌膚則見全身浮腫，脈沉為陽虛之徵。而西醫學的相關檢查未見明顯異常，診斷為特發性水腫。特發性水腫是臨床常見病、多發病，病因至今不清，但從病理生理角度上說是水鹽代謝紊亂，細胞外液在皮下異常增多而致，其病症屬於中醫學「水腫」範疇，其本質不外乎脾腎功能衰弱，腎氣虛衰，氣化不利，膀胱開合失調所致，恰與本案相符。

關於水腫，《素問・湯液醪醴論》提出：「平治於權衡，去菀陳莝……開鬼門，潔淨府。」治療水腫的治則，張仲景《金匱要略・水氣病脈證并治》提出「腰以下腫，當利小便，腰以上腫，當發汗乃癒」的治法。五苓散兼發汗、利小便雙功，恰恰與之相符。該案中，患者水腫的關鍵在於小便不利，水飲無出路。病機為下焦膀胱氣化不利，水蓄下焦。治療以化氣利水，兼調理肺、脾、腎三臟功能為法。方中澤瀉利水滲溼為君，臣以茯苓、豬苓助君藥利水滲溼，腎主水，水溼去有利於腎陽恢復，且桂枝溫陽化氣以助腎陽化氣利水，水溼去、氣化利，使虛憊之腎陽有恢復之機。佐以白朮補氣以運化水溼，合茯苓既可彰健脾制水之效，又可奏輸津四布之功，津液上承口渴解以杜飲水加重蓄水之虞，脾氣得健，則水溼生化無源。《素問・靈蘭祕典論》謂：「膀胱者，州都之官，津液藏焉，氣化則能出矣。」故又佐以桂枝溫陽化氣以助利水而腎陽得溫，並可辛溫發散以祛表邪，表邪除肺氣不受束得以宣發，使肺氣得以恢復通調水道

的功能。全方化氣利水，並能兼顧腎陽溫化、脾氣運化散精、肺通調水道功能，氣化恢復，小便得出，水腫自除，諸症自癒。

5. 骨關節炎

骨關節炎係由於老年或其他原因如創傷、關節的先天性異常、關節畸形等引起關節軟骨的非炎症性退行性病變及關節邊緣骨贅形成，臨床可產生關節疼痛、活動受限和關節畸形等症狀。屬於中醫學「痹證」範疇。

◎案

魏某，女，72歲，退休。2011年3月初診。近5年來，患者出現漸進性雙側膝關節腫痛，開始下樓及做下蹲等關節疼痛明顯，後病情逐漸發展至行走困難。曾赴某醫院就診，查血沉（ESR）31mm/h，C-反應蛋白（CRP）19.8mg/L，類風溼因子（RF）（－），抗環瓜氨酸抗體（抗CCP）（－），膝關節X光片示：雙膝關節退行性變。膝關節MR示：雙膝關節退變伴右側膝關節中等量積液。某醫院診斷為骨關節炎，予非類固醇類消炎鎮痛藥物和鹽痠軟骨素等治療後，症情仍無明顯緩解，輾轉前來就診。症見：患者雙膝關節腫痛，皮色不變，膚溫升高，行走困難，四肢欠溫，畏風，小便頻數，每次量少欠利，大便可。舌質淡紅，邊有齒痕，苔薄膩。脈細小滑。中醫辨證為腎陽不足，溫煦蒸騰無力，氣不化津，又兼感受風寒溼外邪，寒溼痹阻筋脈關節。治以溫陽化氣、活血通絡、化氣行水。方用五苓散加減。

處方：桂枝 6g，炒白朮 15g，砂仁 3g，豬苓、茯苓各 15g，澤瀉 30g，川牛膝 12g，細辛 6g，生蒲黃 15g，三七粉 2g（分吞），葛根 30g。7 劑，每日 1 劑，水煎服。

二診：服藥後關節腫脹好轉，仍有隱痛，小便漸利，脈細。上方加生黃耆 10g，防風 9g 以益氣固表。前後治療 2 個月，諸症緩解，複查 ESR 18mm/h，CRP 2.4mg/L，膝關節 MR 示：右膝關節積液消失。

按五苓散在《傷寒論》中用來治療太陽表邪未解，內傳太陽之腑，以致膀胱氣化不利，遂成太陽經腑同病之蓄水證。方中重用澤瀉，取其甘淡性寒，直達膀胱，利水滲溼；以茯苓、豬苓之淡滲利溼，導水下行而增強利水化飲之功；炒白朮苦溫燥溼利水，健脾益氣，轉輸脾氣以行水生津；桂枝辛溫，通陽化氣，解肌祛風，既能溫化膀胱而行水，又能解肌表之邪。諸藥散服，多飲暖水以助藥力，意在發汗以利小便，使外竅通則下竅利。五藥合方，則水行氣化，表解脾健，而蓄水留飲諸疾自除。五苓散是兩解之法，既發汗又利小便，使外竅利而下竅通。但是在臨床上如果沒有表證，只是小便不利的蓄水之證，五苓散也可用，因此，不要被表證所局限。苓者，令也，能行肺，利三焦，以至於膀胱，「肺者相傅之官，治節出焉」(《素問·靈蘭祕典》)，也就是所謂的五苓散者，通行津液克伐水邪，以行治節之令也。大而言之，就是能調節人身上的陰陽氣水。《靈樞·本輸》曰：「少陰屬腎，腎上連肺」少陽就是手少陽三焦，「飲入於胃，游溢精氣，上輸於脾，脾氣散精，上歸於肺，通調

水道」(《素問·經脈別論》),水道就是三焦。水和氣是陰陽平衡的物質基礎。五苓散利小便,實際上就是利三焦,也是利肺氣。因此,也不要被膀胱所局限。

6. 痛風性關節炎

痛風性關節炎患者多為急性發病,早期表現為第 1 蹠趾關節紅腫熱痛,隨著病情的發展可以出現高尿酸血症、痛風石沉積等;有些患者痛風導致關節炎反覆發作、關節畸形、尿酸性腎結石等,嚴重影響患者的生活品質。

◎案

李某,男,58 歲,退休。2010 年 12 月初診。患者既往有痛風性關節炎病史近 6 年,每年發作 1 ～ 2 次,近 1 年來發作逐漸頻繁,主要涉及雙側蹠趾關節、膝、踝關節和雙側足背。曾多次赴醫院就診,查腎功能示:Cr 138μmol/L,BUN 12.1mmol/L,BUA 516μmol/L;雙腎超音波示:左腎結石伴左側腎盂少量積水。予口服秋水仙鹼、別嘌呤醇、碳酸氫鈉片等治療,關節腫痛仍反覆發作,遂赴醫院求診。既往有高血壓病史,常服降壓藥,血壓控制可。症見:患者雙側蹠趾關節、踝及足背關節腫痛,皮色稍紅,膚溫增高,口乾,夜尿較多,小便欠利,大便偏溏,背微惡寒,舌淡胖,苔白膩,脈細。中醫診斷為痹證。辨證為脾腎兩虛,腎陽漸虧,膀胱氣化失司,小便不利,不能推動脾胃運化,溼邪內蘊,加之患者嗜食膏粱厚味,更加

重了痰溼內阻筋絡關節，部分化熱。治以健脾助運、清熱化溼。方用五苓散加減。

處方：桂枝 9g，川牛膝 15g，炒白朮 15g，豬苓、茯苓各 12g，澤瀉 30g，烏藥 9g，砂仁 3g，半夏 9g，生薏仁 30g，滑石 6g。7 劑，每日 1 劑，水煎服。同時囑禁食酒類、葷湯、動物內臟及油膩、生冷之品。

二診：關節腫痛明顯好轉，還有輕度腫脹，小便漸利，大便仍不成形。舌苔轉為薄白膩，舌兩側可及少量瘀斑。考慮加重補益脾腎，佐以活血化瘀。

處方：上方去滑石，加山藥 15g，三七粉 2g（分吞），7 劑。

後以此為基本方繼續調理 2 個月，患者關節症狀消失且未復發，小便暢，大便日行 1 次，質成形。複查腎功能示：Cr 92μmol/L，BUN 5.8mmol/L，BUA 418μmol/L。複查雙腎超音波顯示：左腎結石，腎盂積水消失。囑繼續加強飲食控制，同時適當鍛鍊。秋冬季節可服用金匱腎氣丸溫補腎陽。

7. 乾燥症候群

乾燥症候群是一種侵犯外分泌腺體尤以侵犯唾液腺和淚腺為主的慢性自身免疫性疾病。主要表現為口、眼乾燥，也可有多器官、多系統損害。受累器官中有大量淋巴細胞浸潤，血清中多種自身抗體陽性。本症候群也稱為自身免疫性外分泌腺

病、修格蘭氏症候群、口眼乾燥關節炎症候群。常與其他風溼病或自身免疫性疾病重疊。屬中醫學「燥證」範疇，本病的病機關鍵在於「陰虛」，輕則肺胃陰傷，重則肝腎陰虧。多因素體陰虛或感染邪毒而致津液生化不足，陰血虧虛，津液枯涸，致使清竅、關節、經絡失於濡養。本病主要與肺、胃、肝、腎陰虛有關，病程日久，五臟皆可發病。

◎案

　　胡某，女，69 歲，退休。2010 年 10 月初診。因「反覆口乾、眼乾 3 年餘，加重半年」就診。患者 2007 年春節後，無明顯誘因下出現口乾、雙目乾澀，曾赴某醫院中藥調理，症情仍時作時休。近半年來，上述症狀加重，醫院查 ESR 54mm/h，ANA（＋），SSA（＋），SSB 弱（＋），眼科淚腺分泌檢查示乾眼症，某醫院診斷為乾燥症候群，予 Prednisolone 10mg 口服，加 hydroxychloroquine 0.1g，每日 1 次口服。經以上治療後症情無明顯緩解，自行停服 Prednisolone，僅服用 hydroxychloroquine 0.1g，每日 1 次，前來醫院就診。症見：口乾，難以吞服乾糧，多飲，雙目乾澀，畏寒，尤其畏風，小便短少欠利，大便有時不成形。舌質淡紅，苔薄根部白膩，脈細，左脈關前小弦。中醫辨證為肝腎不足，腎陽偏虛，溫煦氣化無力，水液代謝紊亂，津不上乘，膀胱氣化異常，肝腎同源，肝木失於腎水濡養，肝經氣血虧虛，不能榮養雙目。中醫診斷為口乾，眼乾。辨證為腎陽虛損，水不化氣。治以化氣行水，兼以柔肝、

養肝。方用五苓散加減。

處方：柴胡 9g，生麥芽 9g，炒白芍 10g，桂枝 6g，川牛膝 12g，炒白朮 12g，豬苓 12g，茯苓 12g，澤瀉 15g，防風 9g，砂仁 3g，當歸 9g。7 劑，每日 1 劑，水煎服。同時仍服用 hydroxychloroquine 0.1g，每日 1 次。

二診：口乾比前好轉，仍有眼乾，小便量增多，大便不成形。

處方：上方加山藥 15g 以補益脾腎；加山茱萸 12g 以調養肝腎；加生蒲黃 15g 以行氣活血，繼服 14 劑。

後以此為原則微調 3 個月，患者口乾基本消失，偶有眼乾，畏寒好轉，小便暢，大便正常。複查 ESR 12mm/h，症情緩解，停用西藥，服用六味地黃丸善後。

8. 糖尿病

糖尿病是一種由於胰島素分泌缺陷或胰島素作用障礙所致的以高血糖為特徵的代謝性疾病。屬於中醫學「消渴」範疇。消渴泛指以多飲、多食、多尿、形體消瘦，或尿有甜味為特徵的疾病。本病在《素問·通評虛實論》、《靈樞·五變》中稱為「消癉」。

◎案

李某，男，45 歲。2008 年 10 月初診。症見：脘腹脹滿，頭身困重，形體肥胖，小便黃赤，大便黏膩不爽，口乾口苦，

舌紅苔膩，脈滑數。檢查：糖耐量減低。查空腹血糖波動在 8～9mmol/L。患者因要求中醫治療，暫不予以降糖藥物。中醫診斷為消渴。辨證為溼聚生痰，溼熱內蘊。治以清熱利溼健脾。方用茵陳五苓散加減。

處方：茵陳 30g，澤瀉 15g，豬苓 15g，白朮 10g，桂枝 6g，法半夏 15g，陳皮 10g，虎杖 10g，黃芩 10g，車前子 15g。

服用 7 劑後，患者症狀明顯好轉，無大便黏膩，口乾口苦好轉，前方去虎杖、黃芩，15 劑後諸症基本消失。續以上方加工成丸治療 2 個月，空腹血糖波動在 7～8mmol/L，餐後血糖波動在 9.0～9.5mmol/L。囑其定期複診，檢測血糖及糖化血紅素。

按茵陳五苓散係仲景治黃疸（溼重於熱型）的經典名方：「黃疸病，茵陳五苓散主之。」（《金匱要略》）透過多年的臨床觀察，溼熱內蘊型多見於糖尿病最早期，而陰虛燥熱不是此期基本病機，這與古人對早期糖尿病認知存在偏差有關，古人是在臨床上有明顯的「三多一少」症狀時對消渴進行認識和診斷的。此類型部分患者需透過口服葡萄糖耐量試驗（OGTT）才能確診，而且絕大部分患者形體肥胖（BMI 在 28 以上），無明顯「三多一少」表現，目前對此相關研究甚少。消渴病與溼熱的關係密切，溼熱證又與肥胖密切相關，而肥人多痰溼，此類患者常合併有代謝症候群（metabolicsyndrome，MS）。MS 是多種代謝成分異常聚集的病理狀態，是一組複雜的代謝紊亂症候群，是導致糖尿病（DM）、心腦血管疾病（CVD）的危險因素，其集簇發

生可能與胰島素抵抗（IR）有關，目前已成為心臟內科和糖尿病（DM）醫師共同關注的焦點，主要表現為中心性肥胖、高血壓、血脂紊亂、糖尿病或糖調節受損等多種代謝異常並存。中醫學認為，高脂血症主要由於過食肥甘或長期飲酒，導致溼困脾陽，使脾失運化，聚溼生痰，流聚於血脈所致，其症候多包括眩暈、疲乏無力、納呆、胸脅苦滿等症，因此痰瘀痺阻、臟腑功能失調是其基本病機；而MS病因為過食肥甘厚味，素體肥胖，少動或情志失調，病位在肝脾。肝失疏泄，脾失健運，脾不能為胃行其津液，脾不散精，物不歸正化則為痰、為溼、為濁，鬱熱、痰濁、瘀血內蘊是其核心病機。清熱利溼健脾是其主要治法。

　　針對早期糖尿病偏肥胖患者的中醫病機，茵陳五苓散有其獨特的療效。茵陳五苓散由茵陳、豬苓、澤瀉、白朮、茯苓、桂枝組成。其組方特點主要是清熱利溼為主，溫化為輔。其中茵陳為清利溼熱主藥，用量為五苓散的兩倍，配合澤瀉、豬苓、茯苓利水溼，白朮甘溫健脾燥溼，桂枝辛溫通陽、化氣行水，其主要功效為清熱利溼健脾。現代藥理學研究亦證實，茵陳、澤瀉可以抑制外源性脂肪的吸收及內源性脂肪的合成，從而改善肝內脂肪代謝的作用。當代臨床研究顯示清熱利溼法治療溼熱型消渴病有較好的臨床療效。在茵陳五苓散治療早期2型糖尿病患者的研究中證實能降低血脂，降低血清炎症指標，改善胰島素抵抗，降低血糖，是溼熱內蘊證患者的代表方之一。臨床上可根據患者的兼症而隨症加減，如食慾不振者加山

楂 15g，雞內金 15g；夾瘀者加生蒲黃 10g，丹參 15g；便祕者加大黃 10g（後下），厚朴 15g；溼聚困脾者加蒼朮 15g，陳皮 10g 等。總之，結合現代醫學技術的研究成果，應運用傳統的辨證理論，系統動態地掌握 DM 的發展程序，靈活運用茵陳五苓散加減，臨床依據寒、熱、虛、實，而加減運用，辨證施治，使溼熱去，脾氣健，胃氣和，肝氣舒，溼熱之邪無滋生之處，則諸症自除，從而發揮中醫藥的優勢。

第二節　骨科疾病

1. 腰椎管狹窄症

　　腰椎管狹窄症是指腰椎的管腔，包括主椎管（中央椎管）、側椎管（神經根管）因某些原因發生骨性或纖維結構異常，導致一個節段或多個節段的一處或多處管腔變窄，卡壓了馬尾神經或神經根而產生的臨床症候群。患者主觀症狀重而客觀體徵少，典型症狀是間歇性跛行。患者出現症狀後大多數呈緩慢進展，保守治療難度高、效果差，多數患者最終選擇手術減壓內固定方法獲得比較穩定滿意的療效。

◎案

　　韓某，男，68 歲。間歇性跛行近 20 年，伴左下肢放射痛。檢查 CT 示：L4～5 椎間盤突出，L5～S1 左側側隱窩狹窄。

無汗,脈浮,舌淡苔薄白。中醫診斷為下肢痛。辨證為風寒稽留太陽,循經入腑,經腑合病。治以疏散風寒、利水。方用麻黃湯合五苓散加減。

處方:麻黃 5g,桂枝 5g,杏仁 10g,甘草 10g,豬苓 20g,茯苓 20g,澤瀉 15g,白朮 20g,大棗 10 枚,生薑 3 片。

服用月餘,症狀全消而癒,隨訪至今未復發。

按《傷寒論》:「太陽病……身疼,腰痛,骨節疼痛,惡風,無汗而喘者,麻黃湯主之。」、「脈浮者,病在表,可發汗,宜麻黃湯。」患者腰腿疼痛、無汗、脈浮屬太陽證,麻黃湯主之;患者患病已 20 年,當循經入裏,但未見裏證,未傳入裏則必定仍舊稽留太陽經而傳太陽之腑,形成太陽蓄水證,故為太陽經腑合病。太陽蓄水證的主方是五苓散,與麻黃湯相合散風寒利水,方證合拍,故患者多年宿疾一鼓而定。五苓散證其主症是消渴、小便不利,但臨床上見症未必一一對應,需要臨床醫生仔細分析、靈活運用,不可守株待兔、膠柱鼓瑟。

◎案

林某,女,54 歲。間歇性跛行,伴左下肢疼痛 3 年。檢查 MRI:L3～4、L4～5、L5～S1 椎間盤向椎體周圍膨出,壓迫蛛網膜下腔形成局限性弧形切跡,兩側側隱窩狹窄,L4～5、L5～S1 兩側神經根略受壓。下肢畏寒,精神不振,舌質較淡,脈沉。中醫診斷為下肢痛。辨證為寒邪入臟,少陰太陽合病。治以溫陽利水。方用四逆湯、腎四味合五苓散加減。

處方：製附子 15g，乾薑 35g，炙甘草 45g，豬苓、茯苓、澤瀉各 25g，炒白朮 25g，桂枝 12g，淫羊藿 20g，菟絲子 20g，補骨脂 20g。7 劑，每日 1 劑，水煎服。

二診：症狀有所減輕，上方繼服 7 劑。

三診：間歇性跛行明顯減輕，不欲飲食，脈弦緩。辨證為少陰少陽太陽合病。方用四逆湯、腎四味合五苓散、小柴胡湯加減。

處方：製附子 12g，乾薑 25g，炙甘草 45g，豬苓、茯苓、澤瀉各 25g，炒白朮 25g，桂枝 12g，淫羊藿 15g，菟絲子 15g，柴胡 15g，半夏 15g，黃芩 35g，黨參 15g，大棗 12 枚，生薑 5 片。7 劑，每日 1 劑，水煎服。

四診：間歇性跛行顯減，覺腰腿痠痛板滯，自覺燥熱，無汗，脈弦數。辨證為太陽經腑合病。方用葛根湯合五苓散加減。

處方：豬苓、茯苓各 15g，澤瀉 15g，白朮 15g，桂枝 10g，葛根 20g，麻黃 15g，白芍 10g，生薑 15g，大棗 12 枚，炙甘草 10g，玄參 30g，南沙參 30g，熟地黃 30g。7 劑，每日 1 劑，水煎服。

五診：腰腿痠痛、板滯顯減，上方繼服 7 劑。

後予徐徐溫養陽氣、補益肝腎，調理 3 月餘而痊癒。隨訪至今未復發。

按患者下肢畏寒，精神不振，脈沉，乃是少陰病的表現。

汪琥言:「少陰之為病,脈微細、但欲寐也。」結合脈象及臨床症狀考慮,患者屬寒邪入臟。《傷寒論》:「少陰病,脈沉者,急溫之,宜四逆湯。」故首診取四逆湯合腎四味(減枸杞子,恐其寒涼)投之,溫裏逐寒。患者兼有下肢疼痛,乃太陽表邪未解,內傳是太陽膀胱腑,致膀胱氣化不利,水蓄下焦而成,屬足太陽膀胱經之腑證。故同時再加入五苓散以利水滲溼,溫陽化氣。二診患者已覺症狀有所減輕,考慮已切中病機,原方續進。三診患者脈象由沉轉為弦緩,不欲飲食,乃邪由少陰轉屬少陽;脈弦,嘿嘿不欲飲食,均屬小柴胡湯證;邪由陰出陽,故間歇性跛行明顯減輕。四診患者自覺燥熱,脈象轉為弦數,並覺腰腿痠痛板滯。此乃病邪由寒化熱,由裏出表之兆。《傷寒論》:「太陽病,項背強 ,無汗,惡風,葛根湯主之。」故原方去溫陽和解之劑加入葛根湯及養陰清熱之劑而獲全功。

2. 腰椎間盤突出症

腰椎間盤突出症是因椎間盤變性,纖維環破裂,髓核突出刺激或壓迫馬尾神經所表現出的一種症候群,是腰腿痛常見的病因之一。

◎案

賈某,男,55歲。2012年2月7日初診。長期從事負重類工作,2個月前起夜時無誘因出現腰痛伴左下肢劇烈放射痛,活動加重、休息後稍輕。體格檢查:腰椎左側彎,左L4～5、L5～S1脊旁壓痛,疼痛放射到左小腿後外側,腰部前屈受限,

左腿肢體抬高試驗及加強試驗 30°陽性，健側試驗陰性。患側外踝附近及足外側痛、觸覺減退，蹠及蹠骨屈力減弱，踝反射減退。腰椎 CT 掃描示：腰椎骨質增生、L4～5 椎間盤突出（左側型）、L5～S1 椎間盤突出（右側型）。西醫診斷為腰椎間盤突出症。外科給予甘露醇，Dexamethasone、血栓通等治療共計 27 天，疼痛略緩解（可忍受）出院。家中臥床 1 月餘，患者疼痛無明顯緩解，故求中醫治療，訴腰痛伴左下肢放射痛、麻木，西醫體檢同前。舌淡苔薄白，脈沉弦。中醫診斷為痺證。辨證為氣滯血瘀。治以溫陽行氣、行水利溼。方用五苓散合大黃附子湯加減。

處方：大黃 6g，製附子 10g，細辛 5g，茯苓 10g，澤瀉 15g，白朮 10g，豬苓 10g，桂枝 6g，乾薑 12g。10 劑，每日 1 劑，水煎服。

二診：服藥 10 劑後，平臥情況下腰及左下肢放射痛基本緩解，站立體位約 5min 後出現腰痛、腿痛，繼續原方 10 劑。

三診：患者腰痛消失，左下肢放射痛不明顯，肢體抬高試驗（－），踝關節以下麻木明顯。予以炙甘草湯加杜仲、牛膝間斷 1 月餘痊癒。繼續從事原工作近 1 年未出現反覆。

按立足於明確病的框架下，進一步辨證論治，能夠進一步做到治療的有的放矢。仿秦伯未先生的處方組成模式即治病＋治證＋治症。三者可同時進行，分清主次；亦可根據具體病情靈活掌握，權衡緩急先後。除辨證論治必須遵循中醫基礎理

論外，辨病施治和對症治療的具體方法，應從科學求實的態度出發，不拘中西門戶之見，擇善而從，以充分發揮中西醫各自治療上的優勢，以期獲得最佳的治療效果。就腰椎間盤突出而言，病理上有內因和外因之分，內因是椎間盤本身退行性病變和發育上的缺陷，髓核失去彈性，椎間盤結構鬆弛、後縱韌帶功能減退，形成腰椎纖維環破裂，外因可因損傷、勞損以及受寒所致，其受寒後使腰背肌肉痙攣和小血管收縮，影響了局部的血液循環，由於椎間盤缺乏血液的供給，修復能力較弱，而且在日常生活和勞動中，因負重和脊椎運動，椎間盤經常受到來自各方面的擠壓、牽拉和扭轉，也容易發生萎縮、彈性減弱等退行性變化，可造成進一步的損害致使髓核突出。腰椎間盤突出導致坐骨神經痛主要原因是由於破裂的椎間盤組織產生的化學物質的刺激及自身免疫性反應使神經根炎性水腫；突出的髓核壓迫或牽張已有的炎性神經根加重水腫；受壓的神經根缺血。

現代醫學的藥物保守治療腰椎間盤突出症多採用非類固醇類抗炎藥物、皮質類固醇等藥物治療，多予以 Ibuprofen 口服、甘露醇合 Dexamethasone 靜脈注射，以促進炎性的神經根水腫消退，若效果不理想大多採用外科手術的治療。有感於現代醫學的病因、病機及其治療方案，急性期用五苓散合大黃附子湯代替甘露醇與 Dexamethasone 以獲得脫水、抗炎、鎮痛、改善局部循環，緩解後則對內因治療透過活血化瘀、補益肝腎以改善椎間盤及髓核的功能。

五苓散具有利水滲溼、溫陽化氣的作用，主治：蓄水證、水溼內停、痰飲證，可能具有神經根的脫水作用（有待藥理研究）。五苓散中的桂枝能溫通經脈而行瘀滯，促進局部循環有利於炎症消退。大黃附子湯出自《金匱要略》原文：「脅下偏痛，發熱，其脈緊弦，此寒也，以溫藥下之，宜大黃附子湯。」病機主要為：寒溼內結，腑氣不通，故脅腹滿痛，兼見大便祕結。目前被廣泛應用與偏側疼痛。方中的附子具有抗炎、鎮痛作用，細辛具有止痛作用，大黃的活血化瘀具有改善椎間盤纖維環、髓核供血的作用。而腰椎間盤突出症的主要病因：虛損、寒溼、瘀血，三者相互作用而發本病，方中附子作用有二：強壯作用；祛寒實，與五苓散配合又可祛寒溼。大黃在本病中的作用也有兩點：祛寒實內結；祛瘀血。腰椎間盤突出症的患者大多兼有便祕或懼怕解大便，所以通腑亦是治療腰椎間盤突出症的關鍵所在，可能是由於通腑本身具有下血、祛瘀、生新的作用。五苓散合大黃附子細辛湯與甘露醇合 Dexamethasone 治療腰椎間盤突出症臨床比較：治療早期兩者療效基本相同；停藥後五苓散合大黃附子湯具有療效穩定、不反覆的特點。而甘露醇合 Dexamethasone 治療腰椎間盤突出症多停藥後 2～3 天立即反覆。這可能是由於：腰椎間盤突出症多是由於多種綜合性病因所致，甘露醇合 Dexamethasone 只是作用於少數獨立的靶點。 Ibuprofen、甘露醇合 Dexamethasone 僅止痛緩解其神經根水腫及抗免疫性反應並沒有對其病因進行根本性治療，故臨床極易反覆。而五苓散合大黃附子湯對腰椎間盤突出症的治療

是多靶點，對病因進行根本性治療，臨床上不易反覆。這也進一步展現了中醫複方劑治療的優越性所在。

第三節　婦科疾病

1. 經行浮腫

經行浮腫是指每逢經行前後，或正值經期，頭面四肢浮腫者。

◎案

王某，女，32歲，已婚。主訴：經行下肢腫脹3年餘，加重1個月。患者初潮14歲，平素月經7／30～60天，量適中，色淡紅，夾血塊，痛經（－），末次月經2011年6月4日。患者每逢經期及月經前下肢腫脹，按之凹陷不起，時有眼面浮腫，經淨後腫脹自然消退，平素性情憂鬱，時有納差。舌淡暗，苔白，脈細弱。予查尿液常規及血液常規均無異常，查肝功能、腎功能及甲狀腺刺激激素各值均在正常範圍內。中醫診斷為經行浮腫。辨證為脾虛氣滯。治以健脾祛溼、疏肝調氣。方用五皮飲合五苓散加減。

處方：桑白皮、黨參、大腹皮、炙黃耆、茯苓各15g，白朮、澤瀉、桂枝、豬苓、通草、防己、柴胡、香附各10g，木香6g，萊菔子15g。20劑，每日1劑，水煎服。

二診：月經尚未來潮，已無下肢腫脹。共調理 3 個月經週期後，已無下肢腫脹，隨訪 3 個月經週期未復發。

按西醫認為經行浮腫發病有可能是一種暫時性高醛固酮的表現。係由於經前期雌激素水平偏高直接作用於腎臟或間接作用於血管緊張素－醛固酮系統，然後使水鈉瀦留，出現浮腫。中醫認為水腫的形成與脾、肺、腎三臟功能的失常有關。前人有「水之標在肺，水之本在腎，其制在脾」之說。《素問‧至真要大論》指出「諸溼腫滿，皆屬於脾」。《葉氏女科證治》中提及：「經來遍身浮腫，此乃脾土不能克化，水變為腫，宜服木香調胃湯。」《傅青主女科》指出「是脾虛水溢之過。凡浮腫者可通用，俱神效」。皆論述經行浮腫與脾失健運關係密切，金季玲教授亦認為此病多與脾虛關係密切，脾虛不運，溼氣內侵，經行時陰血下注，氣隨血下，脾氣益虛，轉輸失司，水溼蘊聚，氾濫橫溢，水溼停滯中焦，進一步損傷脾陽，水溼無所制約發為腫。從中醫辨證分析看，本病與肝、脾兩臟關係密切，尤其與肝關係更為密切。目前中醫婦科醫家基本認定其病機主要在於「肝」，故治療上重在調肝。此病與肝之失於疏泄亦有密切關係，若肝氣鬱結，肝失條達，氣滯血瘀，經前、經時衝任氣血壅滯，氣機不利，水溼運化不利，氾濫肌膚則滯為腫。另外肝失於疏泄，木鬱侮土，脾虛氣滯，健運失司，不得通調水道，水溼蘊阻不化，肝鬱乘脾，進而脾失健運，亦導致水液代謝失常。

五皮飲是治療皮水之通用，有健脾調氣、利水消腫之功效；

五苓散有溫陽化氣之功。二方合用以健脾疏肝，利溼化水為治則，藥用方中桑白皮清降肺氣，通調水道以利水消腫，大腹皮下氣行水，防己利水消腫；茯苓、澤瀉導水下行，通利小便；通草利尿通淋，桂枝辛溫，通陽化氣，助膀胱氣化，使水有出路，黨參、白朮、炙黃耆健脾益氣化溼；木香、柴胡、香附疏肝行氣解鬱；方中豬苓、桂枝相合溫陽化氣，利水平衡；茯苓、白朮組合健脾祛溼；全方旨在健脾祛溼，疏肝理氣，從而做到補而不膩，利而不伐，溫而不燥，涼而不苦，才能達到水腫消退，經行正常之目的。

2. 異位妊娠術後口乾

◎案

廖某，女，32歲。患者因「異位妊娠」於2010年5月21日在全麻下行腹腔鏡探查術＋右側輸卵管開窗取胎術。術後恢復良好，術後第7天述口乾不欲飲，夜間加重，口乾甚則咳嗽，飲水後咳嗽緩解，肢倦乏力，胸悶氣短，動則心慌，多汗，多尿，夜尿5～6次，盜汗，納食佳，夜眠差，大便正常，舌苔白厚膩，脈細弦。術後第2天查血紅素83g/L。中醫診斷為小便多。辨證為膀胱蓄水。治以化氣行水。方用五苓散加味。

處方：炒白朮20g，茯苓30g，豬苓15g，澤瀉15g，桂枝10g，升麻6g，炒酸棗仁30g，炙麻黃6g，炒杏仁10g，煅龍骨、煅牡蠣各30g，炙黃耆45g。7劑，每日1劑，水煎服。

二診：上方服 1 劑，述乏力、氣短、心慌、口乾、多尿等症狀均減輕，汗出減少，盜汗未作，一夜安眠。續服 6 劑，諸症若失。

按患者因「異位妊娠」急診入院行腹腔鏡手術治療。膀胱與輸卵管毗鄰而居，術中多電灼、電凝等操作，致膀胱氣化功能受損，水停下焦，津不上乘，故見口乾不欲飲、多尿；肺為嬌臟，失於濡潤則宣降失常，故口乾甚時咳嗽，飲水後得潤，故咳嗽緩解；異位妊娠致內出血較多，氣隨血脫，氣血兩虛，故見肢倦乏力、胸悶氣短；心失所養，故心慌；氣不攝津，故多汗；血虛陰傷，故盜汗；苔白厚膩、脈細弦乃水液內停之象。藥用五苓散助膀胱恢復氣化功能，升麻載津上承，炙麻黃、炒杏仁宣降肺氣，炒酸棗仁養心安神，煅龍骨、煅牡蠣斂津收汗，炙黃耆補氣以生血，故藥後病癒。

3. 殘留卵巢症候群

殘留卵巢症候群（ROS）是患者實施子宮全切除術時保留一側或兩側卵巢，術後殘餘卵巢的血供受到影響出現的盆腔疼痛、腫塊、性交痛等症候群。ROS 71%～77%患者常見慢性盆腔痛，有時呈持續或週期性，疼痛程度各有不同；有部分患者有單純的盆腔包塊；67%患者也可有性交痛（與子宮切除後患者卵巢下垂黏於子宮直腸窩或陰道殘端有關）；部分患者術後會有尿路症狀（尿路感染、急性尿瀦留或排尿疼痛症狀可能反覆發

生，可能與慢性盆腔炎症相關）。大部分ROS患者術後盆腔廣泛黏連，排卵時卵泡液不能被吸收，卵泡液外溢（被包在黏連組織內），對周圍組織不斷產生刺激遂成繼發感染或非特異性炎症，進而形成囊腫；子宮切除後，部分卵巢位置下垂至盆底，附著在子宮頸殘端或陰道殘端，以致血運不暢，淋巴引流受阻，引發炎症。炎性介質如緩激肽、前列腺素、細胞毒素等可因卵巢功能抑制或受類固醇激素的作用，使活性發生改變，導致疼痛。既往，患者有子宮肌瘤切除術病史，久病必瘀，舌脈象示痰溼凝聚，痰瘀互結而為症瘕。

◎案

某，女，45歲。2011年10月3日初診。體檢發現盆腔包塊1個月。無發熱，無腹痛，無腰痠，無雙下肢浮腫。舌質暗紅，苔薄白膩，脈弦。帶下量不多，無氣穢。4年前因子宮肌瘤行子宮次全切除術。初潮15歲，育有1子，人工流產1次。否認其他家族疾病史及過敏史。診斷檢查：患者婦科檢查盆腔可觸及一拳頭大小包塊。超音波示：盆腔囊性包塊，大小 91mm×82mm×65mm。腫瘤標誌物CA 1,252.92×103U/L，CA 1,994.15×103U/L，CEA 0.998nmol/L，均在正常範圍。某醫院盆腔CT示：子宮體缺如，盆腔次全切除術後改變，盆腔內囊性低密度灶（囊腫考慮）。新柏氏液基細胞學技術：ASCUS。子宮頸殘端HPV-DNA檢測（－）。中醫診斷為症瘕。辨證為氣滯血瘀、痰飲內停。治以利水化痰、活血化瘀。方用五苓散加減。

處方：澤瀉 15g，炒白朮 15g，茯苓 20g，白花蛇舌草 20g，豬苓 10g，生黃耆 15g，煅牡蠣 30g，蛇床子 15g，皂角刺 12g，狗脊 15g，水蛭 5g，蘇木 12g，神曲 15g。7 劑，每日 1 劑，水煎，分 2 次服，200ml／次。

二診：訴口辣感，餘無不適，舌質暗紅，苔薄白，脈弦。超音波示：子宮頸長 23mm×24mm×27mm，盆腔囊性包塊大小 95mm×63mm×57mm。

處方：上方去生黃耆，加紫蘇梗 12g，陳皮 10g，半夏 10g，九香蟲 12g，雞內金 12g，麥冬 10g，黨參 30g。14 劑，煎服法同上。

三診：訴無不適，舌質暗紅，苔薄，脈弦。

處方：上方去狗脊、水蛭、蘇木、九香蟲、黨參，加生黃耆 50g，劉寄奴 15g，白芥子 12g，生地黃 15g。10 劑，煎服法同上。

四診：訴無不適，舌質暗紅，苔薄，脈弦。超音波示：子宮頸長 23mm×24mm×27mm，右卵巢囊性回聲大小 46mm×48mm×26mm。

處方：前方改生黃耆 30g，14 劑，煎服法同上。

五診：自訴無不適，舌質暗紅，苔薄，脈弦。守原方 14 劑。

六診：2011 年 12 月 17 日，超音波示：子宮頸長 19mm×29mm×23mm，右卵巢囊性回聲大小 32mm×26mm×18mm，

守原方 14 劑。

七診：2012 年 2 月 20 日，超音波示：子宮頸長 19mm×29mm×23mm，右卵巢大小正常，未見囊性包塊。隨訪 1 年，未見復發。

按 ROS 病因多為術後解剖結構改變、黏連、細胞介質、子宮內膜異位症、生理性盆腔積液。其最突出表現就是慢性盆腔疼痛，這幾乎是所有 ROS 患者的就診原因，還有部分患者表現為性交痛、性交後疼痛、盆腔腫塊、尿路症狀等。本案患者因盆腔腫塊而就診。中醫學無 ROS 病名，按其形成機制可歸為「症瘕」範疇。《素問》出現「症瘕」一詞，這可能就是症瘕一病源於《素問》的由來；《靈樞》文獻有婦科症瘕（石症）的病位、病因病機、臨床表現和治療以及與腸覃的鑑別診斷等方面的敘述；張仲景、張景岳等醫家留給世人有了更多、更進一步闡發。《景岳全書·卷三十九》曰：「瘀血留滯作症，唯婦有之。其證則或由經期或由產後。凡內傷生冷，或外受風寒，或恚怒傷肝，氣逆而血留，或憂思傷脾，氣虛而血滯……則留滯日積而漸以成症矣。」由此可見，症瘕的形成非一日或短期形成而致。「病久必有瘀」，慢性瘀血是病變核心。「症瘕」治法，可循《素問》中堅者削之……留者攻之、結者散之等論述，研究其大法。本案患者既往有子宮肌瘤切除術病史，久病必瘀，舌脈象示痰溼凝聚，痰瘀互結而為症瘕。方中五苓散出自張仲景《傷寒論》，具有健脾利水、溫陽化氣的作用。五苓散加減方中白花蛇舌草 20g，生黃耆 30g，紫蘇梗 12g，陳皮 10g，半夏 10g，白芥子

12g，溫陽利水，化痰行瘀；煅牡蠣 30g，蛇床子 15g，皂角刺 12g，劉寄奴 15g，生地黃 15g，活血化瘀。全方共奏利水化痰、活血化瘀之效。患者應用經方五苓散加減治療，服方 2 月餘，臨床體徵、症狀消失，超音波及婦科盆腔檢查皆正常，隨訪 1 年，未見復發，療效明確。

4. 多囊卵巢症候群

多囊卵巢症候群（PCOS）是排卵障礙、高雄激素、胰島素抵抗、卵巢多囊樣改變為特徵的內分泌紊亂症候群，其發病率在生育年齡婦女中達到 6%～25%，在因不孕症行輔助生殖技術（IVF）助孕患者中約占 50%。PCOS 的併發症主要涉及生殖、內分泌、心血管、腫瘤等領域，對女性家庭生活以及心理都造成極大影響。

臨證精選

選擇 2013 年 9 月～ 2014 年 11 月就診於某醫院且腰臀比（WHR）> 0.8 的 PCOS 患者 45 例，年齡 18 ～ 42 歲，平均 33.4 歲，平均病程 1.6 年。參照 ESHRE/ASRM 鹿特丹會議制定的 PCOS 診斷標準：①臨床表現為月經異常（包括閉經、月經稀發或月經量過少等），伴或不伴多毛、痤瘡不孕和肥胖等；②近 3 個月未使用類固醇激素，月經第 2 ～ 4 天或閉經期無優勢卵泡時黃體生成素（LH）／尿促卵泡素（FSH）≧ 2 和（或）睾酮（T）≧ 2.2nmol/L（50ng/dL）；③超音波檢查至少一側卵巢存在直徑

2～9mm 的小卵泡≧12 個，（或）卵巢體積≧10ml。符合上述 3 項中的 2 項，並除外其他可引起雄激素增高的疾病（腎上腺皮質增生、庫欣氏症候群、分泌雄激素的腫瘤等）即可診斷。在月經週期或者藥物及手術使子宮內膜剝脫後第 5 天開始服用補腎化瘀方合五苓散。

處方：菟絲子 20g，女貞子、墨旱蓮、茯苓、赤芍、白朮各 15g，澤瀉、丹參、桃仁、桂枝各 12g，豬苓 10g。

藥物由某醫院顆粒製劑藥房提供，每天 1 劑，分早、晚 2 次沖服，1 個月經週期為 1 個療程，連續治療 3 個療程。

顯效：月經週期基本正常，臨床症狀明顯減輕，激素水平基本正常，超音波顯示卵巢恢復正常大小，有排卵或已妊娠；有效：月經情況、臨床症狀有所改善，激素水平趨於正常，超音波顯示卵巢較前縮小；無效：月經情況、臨床症狀、激素水平以及卵巢大小均無改善。治療結果：治療後顯效 12 例，有效 21 例，無效 12 例，總有效率為 73.3%。

按中醫古籍文獻中沒有多囊卵巢症候群這一病名，其臨床症狀與「月經後期」、「閉經」、「崩漏」等描述相類似。如《聖濟總錄》中記載：「婦人所以無子者，衝任不足，腎氣虛寒也。」中醫學認為，腎是先天之本，天癸的生成有賴於腎氣的充足，並且腎陽的升騰鼓動可以使氣血條暢，卵泡順利排出，若腎氣虧虛，腎陽虛衰，腎－天癸－衝任－胞宮軸失衡，使氣血壅阻衝任胞脈，瘀滯成瘕，進而使卵細胞難以排出、卵巢增大，形成

排卵障礙。《傅青主女科》提出：「婦人有身體肥胖……不知淫盛者多肥胖。肥胖者多氣虛，氣虛者多痰涎……且胖之婦，內肉必滿，遮隔子宮，不能受精，此必然之勢也。」PCOS 患者主要有多毛、肥胖、痤瘡、黑棘皮等臨床表現。脾為後天之本，氣血生化之源，脾氣虧虛，則致運化失職，津液代謝失調，淫聚成痰，泛溢肌膚則見肥胖、多毛；痰淫阻滯氣血運行，下注胞宮，則見月經後期、閉經等。所以 PCOS 的病機多以腎虛為基礎，兼有痰淫、血瘀，病性多為虛實夾雜。補腎化瘀方由菟絲子、女貞子、墨旱蓮、丹參、桃仁、赤芍等藥物組成，方中菟絲子補腎益精，為君；女貞子、墨旱蓮共用養肝腎、益精血，為臣；丹參、赤芍活血養血，佐以桃仁意在活血而不留瘀，氣血通暢則經自調。縱觀全方，具有補腎活血、化瘀調經的功效。五苓散方出自《傷寒論》，由桂枝、豬苓、茯苓、白朮、澤瀉組成，原方主治膀胱氣化不利之蓄水證，具有利水滲淫、溫陽化氣的功效。白朮、茯苓健脾益氣；澤瀉、豬苓滲利下焦痰淫水飲；桂枝溫通經脈、助陽化氣，調暢胞宮氣血。現代藥理研究發現，補腎中藥可調節激素及其受體功能，改善卵巢局部環境，促進卵泡發育及排出。活血化瘀藥不僅可改善盆腔微循環，加強卵巢與子宮的供血，同時還具有抗炎、調整脂代謝、改善胰島素抵抗等作用，從而改變整體內環境，使卵泡正常發育，並能使補腎藥直達病所。另外，健脾化痰燥淫藥物能夠降低 PCOS 患者血清睪酮水平，抑制 LH 的分泌，可以改善卵巢排卵，對 PCOS 高睪酮血症患者的治療效果確切，同時還能夠明顯緩解 PCOS 患者的胰島素抵抗的情況。本研究結果顯示，

補腎化瘀方合五苓散加減能夠改善 PCOS 患者臨床症狀，降低 PCOS 患者的體重指數（BMI）、腰臀比（WHR）、HOMA-IR、LH、T 水平。其作用機制可能是透過改善整體內分泌水平，調整子宮及卵巢局部微環境，降低胰島素水平，抑制 LH、T 分泌，從而調整下視丘－腦下垂體－卵巢軸平衡，使卵巢恢復排卵規律，月經來潮。

第四節　兒科疾病

1. 小兒尿頻

小兒尿頻，是指小便次數明顯增多，小便間隔時間縮短，甚則一日達數十次為主要特徵的一種症狀。又有「淋證」、「溲數」、「小便數」、「小便頻數」之稱。本症女孩多於男孩。

該病屬於中醫學中「淋證」、「小便數」等範疇。

◎案

李某，男，5 歲。2011 年 3 月 25 日初診。尿頻 1 個月餘。患兒於 1 個月前無明顯誘因出現小便次數頻多，約 1 次／15min，量少。症見：無明顯尿痛，尿道口輕微發紅，小便黃，納可，寐安，舌質紅，苔薄白。尿液常規正常。西醫診斷為尿頻。中醫診斷為淋證。辨證為水溼內盛。治以利水滲溼、溫陽化氣。方用五苓散加味。

處方：豬苓 12g，澤瀉 12g，茯苓 12g，通草 10g，桂枝 10g，生地黃 12g，甘草 6g，淡竹葉 9g。5 劑，每日 1 劑，水煎 2 次取汁 100ml，分早、中、晚 3 次服。

二診：患兒尿頻消失，未再用藥。

按《傷寒論》載「太陽病，發汗後，大汗出，胃中乾，煩躁不得眠，欲得飲水者，少少與飲之，令胃氣和則愈。若脈浮，小便不利，微熱消渴者，五苓散主之」，主要用於以小便不利為主要表現的各種病症。將其用於治療小兒尿頻也有很好的療效。腎主水，與膀胱相表裏，腎氣之蒸騰可助膀胱之氣化。小兒腎常虛，腎主水功能失常，水液不布，停聚體內，而致小便短赤不利，膀胱氣化不利，開合失司而出現尿頻。方中豬苓、澤瀉、茯苓、通草、生地黃淡滲利溼，通利水道；桂枝調和營衛，助膀胱氣化功能；淡竹葉清心火，利小便；甘草調和諸藥。諸藥合用，使得小便通利，次數減少，尿頻得以消失。

2. 新生兒黃疸

新生兒黃疸發病多因膽紅素過高所致，臨床表現為新生兒皮膚、黏膜等發黃，且出現發熱、躁動、食慾減退等，通常預後較好，但若病情較重且無及時採取措施治療，可出現神經性聽力損傷等嚴重症狀，對新生兒預後不利。

◎案

李某，男，出生 16 日。2009 年 6 月 18 日初診。患兒出生 5

日後，其父母發現孩子皮膚發黃，1週後仍不見減輕，即到醫院診治，以新生兒黃疸收住入院。經茵梔黃注射液及對症治療1週後，收效甚微，轉求中醫治療，症見患兒全身皮膚、鞏膜、指甲發黃，精神萎靡不振，吮乳少，大便稀溏，小便少而黃，方用五苓散加減。

處方：茵陳6g，炒白朮6g，茯苓10g，澤瀉6g，桂枝6g，炒杭白芍6g，雞骨草6g，山土瓜10g，蘭花參6g，潞黨參10g，蜜桶花10g，豬苓10g，大棗6g，甘草3g。2劑，每劑煎服2日，每日少量多次服用。

二診：6月28日，皮膚、鞏膜黃染顯減，精神好轉，吮乳增加，大便日行2次，稍溏。

處方：上方基礎上加山藥10g，老鸛草10g，繼服2劑。

1週後隨訪，黃疸褪盡，諸症消失，病告痊癒。

按新生兒黃疸發病的原因比較複雜。可能是母體在孕期多食助溼之物，或母體素有溼熱之故。茵陳五苓散為仲景治療黃疸的著名方劑，因水溼內停，溼滯化熱而致的黃疸，每多效驗。蜜桶花為玄參科來江藤屬植物小葉來江藤的全草。蜜桶花性味苦、甘，涼。功能：消炎、解毒。主治：黃疸、急慢性骨髓炎。山土瓜為旋花科土瓜的塊根。性味：甘淡，平。功能：健脾利溼、養陰柔肝。主治小兒疳積。對小兒脾虛泄瀉亦有良效。蘭花參為桔梗科植物蘭花參的根。《滇南本草》：「蘭花參，味甘、微苦，性平，入心、脾二經，甘入脾，苦入心，補虛

損，止自汗、盜汗，除虛熱。」臨床治療小兒多汗，頗有療效。用上法治療新生兒黃疸，均獲痊癒。

3. 小兒秋季腹瀉

小兒秋季腹瀉臨床表現為腹瀉，日瀉 5 次以上，大便呈稀水樣或蛋花湯樣，內無黏液及膿血，或伴有發熱、噁心、嘔吐和上呼吸道症狀；大便常規檢查無紅血球、白血球，大便培養無致病菌，血液常規檢查白血球未升高。

腹瀉屬於中醫學「泄瀉」範疇，認為其主要病機在於脾胃虛弱、水溼內蓄。脾主運化、胃主受納腐熟，二者相為表裏，若脾胃功能失調則導致清濁不分，而致泄瀉。

◎案

某，女，13 歲。2012 年 10 月 8 日初診。代訴：腹瀉 1 週，大便為稀水、蛋花樣，味腥臭，伴發熱、噁心、嘔吐，間斷口服 Amoxicillin、Ribavirin、小兒止瀉藥、Smecta 等。體格檢查：T 38℃，前因眼窩稍凹陷，發熱面容，神清，精神可，咽充血，扁桃腺不腫大，雙肺呼吸音粗，可聞及散在痰鳴音，HR 100 次／min，律齊有力，腹稍脹，肝脾肋下未觸及，舌紅，苔黃膩，指紋紫滯。大便常規 WBC 3～5 個／高倍視野，RBC 1～2 個／高倍視野。輪狀病毒（＋）。西醫診斷為秋季腹瀉伴Ⅰ度脫水。中醫診斷為泄瀉。辨證為溼熱內蘊。治以清利溼熱、健脾利水。方用五苓散加減。

處方：大黃 3g，蟬蛻 6g，僵蠶 10g，薑黃 10g，炒白朮 10g，茯苓 10g，豬苓 10g，澤瀉 10g，桂枝 6g，葛根 10g，黃芩 3g，每日 2 次，每次加溫開水 30ml 沖服。

二診：服藥 2 天後，腹瀉次數、量明顯減少，服藥 4 天後症狀消失，複查：大便常規正常；輪狀病毒（－）。

◎案

某，女，2 歲 2 個月。腹瀉 3 天，瀉下稀水樣便，5～7 次／天，大便酸臭，噁心、吐，小便量少，納差，神疲，面色無華。T 37.5℃，大便鏡檢示脂肪球（＋＋＋）。西醫診斷為小兒秋季腹瀉。中醫診斷為泄瀉。辨證為脾胃氣虛、脾虛溼困。治以健脾利溼。方用四君子湯合五苓散加減。

處方：四君子湯合五苓散加半夏 3g，陳皮 6g，焦神曲 8g，荊芥 6g，防風 6g，炒穀芽 8g。水煎，分 6～8 次服。

第 2 天大便次數減少，量少呈糊狀，精神較前日好。前方再服 2 劑，大便成形，1 日 1 次，精神好，食慾正常，T 36.8℃，病告癒。

按小兒秋季腹瀉多發生在秋冬之間，因早晚涼熱多變，寒邪漸生，又小兒臟腑嬌嫩、形體未充，「脾常不足」（《育嬰家祕》），若寒溫調攝失宜或貪涼飲冷，風寒之邪每易直犯脾胃。脾主運化水溼，喜溫運而惡寒凝，風寒襲脾，脾陽受損，運化失司，升清無力，水反為溼，穀反為滯，合汙而下，並走大

腸，則成泄瀉之疾。又因脾胃為後天之本，主運化水穀和輸布精微，為氣血生化之源，小兒運化功能尚未健全，而生長發育所需的水穀精微較成人更為迫切，又飲食不知自節，易感外邪，內傷飲食，傷及脾胃，溼濁內生。故本病以脾虛為本，溼濁之邪為標，水穀不化、清濁不分引起泄瀉。因此，本病病機以脾氣虛弱、寒溼困脾為主。正如張景岳所說：「泄瀉之本，無不由脾胃及小兒脾常不足。」所以治療當以化溼為主，脾旺則勝溼，中陽得運，清濁易分，則泄瀉可平。方選四君子湯補氣健脾，五苓散溫陽化氣、利水滲溼。方中黨參甘溫益氣補中，白朮健脾燥溼，茯苓滲溼健脾，炙甘草甘緩和中，茯苓配豬苓、澤瀉通調水道，瀉溼利水，同時茯苓、豬苓還具健脾之效，澤瀉可泄熱，桂枝溫陽化氣利水。《太平惠民和劑局方·卷三》云：「四君子湯，治榮衛氣虛，臟腑怯弱，心腹脹滿，全不思食，腸鳴泄瀉，嘔噦吐逆。」近代中醫名家趙錫武認為五苓散為中焦淡滲健脾之劑，能恢復脾的功能，使脾陽振而吐瀉止，而小便始利，非小便利而後吐瀉方止。兩方相合脾陽復健，水溼得滲，患兒泄瀉止，胃口漸開。臨床治療時應囑患兒禁食油膩，以米粥調養，待完全康復。值得注意的是，由於小兒生理特點，在本病的治療中，切忌苦寒伐胃之品，更傷脾陽，使腹瀉加重。總之，四君子湯合五苓散隨症化裁，治療小兒秋季腹瀉療效顯著，值得臨床推廣。

◎案

　　李某，男，11歲。2013年10月13日初診。患兒於2天

前開始腹瀉，每日大便 7 ～ 8 次，大便清稀，甚如水樣，夾有不消化食物，無黏液及膿血。伴腸鳴，微腹痛，尿少，食少納呆。症見：面色淡白，精神較差，無發熱，無明顯脫水徵，腹軟，舌質淡紅，苔白膩，指紋淡紅。中醫診斷為泄瀉。辨證為脾虛溼盛。治以健脾止瀉、利水滲溼。方用五苓散加味。

處方：豬苓 10g，澤瀉 10g，茯苓 10g，焦白朮 10g，桂枝 6g，焦山楂 12g，車前子 10g（包煎）。4 劑，每日 1 劑，水煎分 2 次溫服。

二診：服藥 4 劑，腹瀉次數明顯減少。繼服 3 劑，大便恢復正常，後以補中益氣湯加減調理善後。

按小兒泄瀉病因複雜，但其病變皆在脾胃，多與脾氣虧虛、溼邪滯盛有關。《素問·陰陽應象大論》謂：「溼盛則濡瀉。」患兒食少納呆，大便清稀如水樣，且便中夾有不消化食物，為脾虛不能運化水溼所致。故治以健脾益氣、化溼止瀉，方以五苓散合焦山楂、車前子等加減運用。其中焦白朮健脾助運，燥溼止瀉；澤瀉、豬苓、茯苓利水滲溼而止瀉；桂枝溫陽化氣助運。配以車前子利水滲溼，取其「利小便而實大便」之意；焦山楂消食導滯，更善治泄瀉。諸藥合用，共奏健脾燥溼止瀉之效。待溼邪祛除，脾運復健，則泄瀉自止。

4. 小兒流涎

◎案

張某，男，3歲。2014年5月10日初診。患兒平素體弱多病，自出生後一直口流清涎，未經治療。後因流涎太多，才予醫治。延醫數人，但療效不佳，經人介紹輾轉於此。症見：神情呆滯，面色萎黃，流涎清稀如水，納差，大便稀溏，小便清長，舌質淡嫩、苔薄白微膩，脈濡緩。中醫診斷為流涎。辨證為脾陽虧虛、脾失健運。治以溫陽化氣、健脾固攝。方用五苓散加減。

處方：白朮12g，豬苓、茯苓、澤瀉、炙黃耆、益智仁各6g，肉桂3g。3劑，每日1劑，水煎分2次溫服。

二診：3劑後流涎減少，繼服上方4劑而癒。

按口流清涎，多為脾腎陽虛不能正常散布津液，而津液循經上溢於口，故多涎。患兒兼有大便溏薄、小便清長等，皆為脾腎陽虛之象，治以溫腎健脾攝涎。方中重用白朮以健脾益氣，固攝涎唾；輔以豬苓、茯苓、澤瀉，更增健脾化氣行水之功。方中以肉桂易桂枝，意在肉桂氣厚，入走脾腎，具有溫中補陽之效。配以益智仁溫腎助陽、健脾攝涎，炙黃耆更增白朮健脾益氣之功。諸藥合用，溫腎健脾、固攝流涎，故能使脾陽得振，則水津四布，而無上溢之患。

5. 小兒遺尿

◎案

吳某，女，7歲。2014年10月23日初診。自幼隨爺爺奶奶生活。患兒經年尿床，每夜1～2次，且尿量較多。每每從下午開始控制飲水，依然無效，爺爺奶奶需喚其起床小解方可避免。小兒發育一般，智力發育正常。尿液常規化驗正常。症見：平素精神欠佳，活動後常感疲勞乏力，面色少華，食少納呆，大便偏稀。脈細緩，舌苔薄白而潤。西醫診斷為小兒遺尿。中醫診斷為淋證。辨證為腎氣不足。治以固腎縮尿、化氣行水。方用五苓散合縮泉丸加減。

處方：白朮10g，澤瀉、豬苓、茯苓各6g，益智仁10g，烏藥6g，山藥10g，肉桂3g。10劑，每日1劑，水煎分2次溫服。

二診：服上方10劑後，患兒夜間偶有自遺，繼以7劑固其療效。之後隨訪，未見再遺。

按遺尿一證，多因稟賦不足，或病後體虛，導致腎氣不足，膀胱約束無權；或因肺脾氣虛，上虛不能制下而致遺尿。本案患兒年少，先天稟賦不足，腎氣未充；加之脾胃虛弱，後天失養，故而膀胱失約而遺尿。治以溫腎健脾、固攝止遺。方中五苓散具有溫陽化氣、健脾滲溼之功效，肉桂易桂枝，旨在溫腎助陽；配以益智仁、烏藥、山藥溫補脾腎、縮尿止遺。諸藥合參，共奏溫腎健脾、固攝止遺之效，故能一舉中的，效如桴鼓。

◎案

李某，男，11歲。1995年9月20日初診。患兒近2個月來，每夜必尿床，口渴喜飲，神疲納呆。先後曾服縮泉丸、鞏提丸、補中益氣丸等方加減治療月餘無效。症見：面色無華，形體消瘦。舌淡，苔薄白，少津，邊有齒痕，脈濡緩。中醫診斷為淋證。辨證為脾虛濕困、氣化失司。治以健脾利濕、化氣行水。方用五苓散加味。

處方：白朮12g，茯苓12g，豬苓6g，澤瀉6g，肉桂3g，益智仁10g。2劑，每日1劑，水煎分2次溫服。

二診：服上方2劑後，遺尿、口渴消失，唯食慾未復，倦怠乏力。繼以五味異功散5劑調理善後。

2個月後隨訪，患兒肌膚紅潤，體力充沛，未再復發。

按《素問·至真要大論》說：「微者逆之，甚者從之。」今患兒遺尿，口渴善飲，則非益腎固攝法所能奏功。予取五苓散之意以助氣化約膀胱，脾氣化行，陽氣通，中土健則遺尿止。方中君白朮須茯苓以健脾培土，佐益智仁振興脾陽而縮尿鞏堤，白朮須肉桂通陽而氣騰津化渴自止。茯苓、豬苓配澤瀉通調水道下輸膀胱為兼制。法本從治，通因通用，藥中病機，獲效滿意。

6. 嬰兒溼疹

◎案

陳某，女，11個月。2014年4月23日初診。患兒於半個月前頭面部皮膚出現粟粒狀紅色丘疹，後又逐漸增多，遍及全身，劇烈搔癢，哭鬧不安，伴有反覆腹瀉。先於西醫院診治，又恐毒副作用，遂至中醫診治。症見：全身皮膚紅色粟粒狀皮疹，頭面部為甚，皮疹表面尚未有糜爛及滲出。舌質淡紅，苔白厚，指紋淡紫。中醫診斷為小兒溼疹。辨證為脾虛溼盛。治以健脾利溼。方用五苓散加減。

處方：茯苓12g，澤瀉6g，豬苓6g，白朮5g，地膚子6g，白鮮皮6g，蟬蛻5g。7劑，每日1劑，水煎服。

二診：服上方7劑，皮疹明顯減少，滲出消失，繼服7劑，溼疹痊癒。

按嬰兒溼疹，中醫稱之為「奶癬」，多因脾胃運化失職，內有胎火溼熱，外受風溼熱邪所侵，二者蘊阻肌膚而成；或因消化不良、食物過敏、衣服摩擦、肥皂水洗等刺激而誘發。本病多發於稟性不足、素體溼盛之兒。五苓散長於健脾助運、溫化水溼。其中，茯苓、白朮可達健脾、燥溼之雙效；澤瀉、豬苓利水滲溼，令在裏之內溼得消，是為治本。配以地膚子、白鮮皮、蟬蛻以祛風止癢，令在表之風溼得散，是為治標。由此標本兼治，使內溼除，外溼去，則疹退病癒。

第五節　皮膚科疾病

1. 紅疹

◎案

龍某，女，33 歲。2011 年 7 月 8 日初診。額頭及下巴起紅疹。從去年夏天開始額頭及下巴起紅疹，有時少許膿液，飲食不當則加劇。自述有慢性腸炎，經常腹瀉，呈水樣。現便溏，日 1 行，月經 5～6 天乾淨，偶爾有血塊，腰背不適，夏天納少，入睡較晚。脈微數，舌紅苔少。中醫診斷為斑疹、腹瀉。辨證為脾虛肝鬱、心經熱盛。治以健脾疏肝、清心導赤。方用五苓散、一貫煎合導赤散加味。

處　方：澤瀉 24g，桂枝 4g，茯苓 10g，白朮 10g，豬苓 10g，生地黃 25g，當歸 10g，北沙參 10g，麥冬 10g，川楝子 8g，枸杞子 15g，竹葉 10g，木通 10g，生甘草 8g，連翹 10g，桑葉 10g，防風 10g，白茅根 15g，白芷 6g，車前子 10g，焦山楂 20g，梔子 10g，土茯苓 10g。7 劑，每日 1 劑，水煎分 3 次服。

二診：8 月 10 日。服藥後上症基本消失，大便乾，有時入睡難，自述有乳腺增生，慢性咽炎。脈細，舌紅，苔少。守上方加炒麥芽、穀芽各 20g，玄參 10g，西洋參 10g，龜膠 20g，桑葚 20g，夏枯草 15g，生牡蠣 20g，炒萊菔子 10g，20 劑熬膏。

按患者面部起紅疹伴有膿液，飲食不當則加劇，加之經常

腹瀉、便溏等，多為溼邪內盛，脾失健運，溼與風熱相搏，波及顏面所致。額為心之分野，子病累母，一則疹多發於額部，一則擾及心神而入睡難。又脾失健運，土壅木鬱，肝失疏泄，肝體失養，則經行有塊，舌紅苔少。《素問·陰陽應象大論》曰「其下者，引而竭之」，因溼性下趨，故用五苓散因勢利導，利小便以實大便，合導赤散既可導熱從小便而出，又可清心安神。加一貫煎養肝體助肝用，使木疏土旺。因溼與熱和，治以「或透風於熱外，或滲溼於熱下」，故加清熱祛風之品，使邪從外解。二診時基本痊癒，且大便已成形，說明溼邪已清，患者在此補述有乳腺增生之症，即肝脾同病，仍守上方以鞏固療效。

2. 紅皮病

紅皮病又稱剝脫性皮炎，是一種累及全身的以瀰漫性潮紅，持續性大量脫屑為主的重症慢性炎症性皮膚病。中醫認為此係心火熾盛，外感毒邪，毒熱入於血營，而致氣血兩燔，燒灼津液，肌膚失養而致。或食入禁忌，毒邪入臟腑肌腠而發病。

◎案

某，男，53 歲。既往銀屑病病史 2 年。2011 年 2 月自行外用藥物後皮疹加重，多次以「紅皮病」住院，予以糖皮質激素及 Methotrexate 片治療，皮疹略有好轉。近 1 週因外出工作日晒後皮疹加重，再次以「紅皮病」住院。全身可見大片狀瀰漫性暗紅斑，其上可見糠皮狀鱗屑，部分表皮可見變薄、糜爛、

皸裂、結痂。入院後檢查血、尿、大便、心電圖均正常，肝功能：TP 58.4g/L，GLU 9.3mmol/L，GLO 19.4g/L；腎功能：BUN 8.5mmol/L，BUA 518μmol/L；電解質：K 3.0mmol/L，Ca 1.89mmol/L；心肌酶譜：LDH 251u/L；血脂分析：ApoA 10.75g/L，ApoB 0.67g/L，HDL-C 0.64mmol/L。治療方法：予以 Prednisolone 片 20mg 口服，每日 1 次；Methotrexate 片 5mg 口服，每日 3 次，每週末兩日服法；複方甘草酸苷針靜脈注射。患者皮疹逐漸好轉，但出現雙下肢腫脹明顯，體重較前增加 5kg 左右。結合患者訴近期感乏力懶言，厭食，食少腹脹，口淡不渴，舌淡胖，苔白，邊有齒痕，脈滑。中醫辨證為脾陽氣虛、運化無力、水溼內停。治以利水滲溼、溫陽化氣。方用五苓散加減。

處方：豬苓 20g，茯苓 20g，澤瀉 10g，白朮 20g，桂枝 10g，薏仁 20g，牛膝 10g，荊芥 6g，防風 6g。5 劑，每日 1 劑，水煎服。

二診：3 天後，患者雙下肢水腫較前消退，體重減輕 2kg 左右，繼續服用 2 天後雙下肢水腫消退明顯，體重基本恢復正常，原有厭食、食少腹脹等症狀也較前明顯改善。出院後隨訪 1 個月，患者未出現雙下肢水腫。

按本案為紅皮病型銀屑病患者，多次使用免疫抑制劑 Methotrexate 及糖皮質類固醇激素，考慮到 Methotrexate 及糖皮質類固醇激素可能導致肝臟損害，故加用複方甘草酸苷進行護

肝治療。複方甘草酸苷的有效成分是甘草酸，臨床部分患者應用甘草酸後會出現水鈉瀦留現象。且本案患者還曾系統性使用糖皮質類固醇激素，兩者合用，可加重水鈉瀦留現象，表現為明顯的雙下肢凹陷性水腫。傳統治療首先考慮利尿劑的使用，但考慮本例患者治療上需避光及避免使用光敏劑，而部分利尿劑含有光敏成分以及可能導致低鉀血症、電解質紊亂等，結合患者 K 3.0mmol/L，Ca 1.89mmol/L，利尿劑的使用不宜做首選。再者，患者未出現明顯的低蛋白血症，暫沒有使用胺基酸的必要。結合患者整體情況，考慮在這例患者的雙下肢水腫的治療方面中藥更具有優勢。患者久病未癒，近尤感倦怠乏力，食少，腹脹，口淡不渴，結合舌淡胖，苔白滑，脈滑，考慮為脾陽氣虛，運化無力，水溼內停所致，予以五苓散加減。五苓散原方出自漢代張仲景《傷寒雜病論》，功能利水滲溼、溫陽化氣，主治脾之功能失常，膀胱氣化不利所致之蓄水諸症，素有逐內外水飲首劑之稱。原方重用澤瀉為君，甘淡性寒，直達腎與膀胱，利水滲溼；茯苓、豬苓淡滲利溼，合力為臣；佐以白朮健脾運溼，使水津四布；桂枝辛甘而溫，既解太陽之表，又助膀胱氣化。本案患者重用豬苓、茯苓、白朮，加用薏仁以加強利水消腫，健脾滲溼之效，牛膝性善下行，利水通淋，加用荊芥、防風祛風止癢，改善患者肌表不適。本案患者服用5劑後，雙下肢腫脹明顯消退，且食少、腹脹等情況也較前改善，療效甚佳。五苓散的組方結構嚴謹，藥物較少，但是效果較好，臨床運用比較廣泛。依中醫同病異治法則，它不但用於治

療「膀胱氣化不利」之蓄水證，而且對其他系統臟腑的疾病，也可以靈活加減運用。但是前提是緊扣「脾腎陽虛、水溼不化」這個基本環節。

3. 局限性硬皮病

硬皮病是皮膚變硬的疾病。一般分類將病變局限於皮膚的，內臟不受累及的稱為局限性硬皮病，位於疾病譜一端；系統性硬化症中瀰漫性硬皮病，皮膚病變廣泛並伴有多臟器累及，位於疾病譜的另一端。

現代中醫學家根據本病的臨床症狀和各自的認知，而給予不同的名稱，如「皮痹疽」、「皮痹」、「頑皮」等，但大多歸入了「痹證」的範疇。大多認為本病與腎陽不足，營衛不和，腠理不密，外邪（主要是寒邪）乘虛侵襲而致經絡痹阻不通，氣血凝滯，肌膚失養有關。

◎案

某，女，36歲。腹右側皮膚硬化4年。4年前無明顯誘因出現臍部右側皮膚蠶豆大硬化斑，未引起重視，1年多前發現硬化斑增大為9cm±5cm，經某醫院皮膚科確診為局限性硬皮病，間斷服過Prednisolone片、昆明山海棠等，病情無顯著改善。兼有體困倦怠，納少便溏。檢查：腹部臍右側皮側觸及11cm±6cm硬化斑，皮紋消失。舌質淡，苔白膩，脈弦滑。西醫診斷為局限性硬皮病。中醫診斷為皮痹。辨證為溼毒阻絡、

脾失健運。治以健脾利溼、解毒通絡。方用五苓散加味。

處方：土茯苓、木瓜、海桐皮各15g，澤瀉、豬苓、蒼朮、白朮各12g，桂枝、地龍、牛膝各10g，山藥、土茯苓、薏仁各20g，冬瓜皮30g。14劑，每日1劑，水煎服。

服上藥14劑後，硬斑變軟縮小至8cm±3cm，食慾好轉，大便正常，但仍感體乏。上方加生黃耆20g，繼服1個月，硬斑縮小為3cm±1.5cm。為鞏固療效，改用五苓片口服，每次4片，每日3次，以善其後。3個月後隨訪。硬斑縮小為1.0cm±0.5cm，無其他不適。

按局限性硬皮病屬疑難病症，多以溫陽散寒、活血散瘀為法，但臨床上因脾失健運、溼毒阻絡者並非少見，本案即屬於此種類型，治以健脾利溼、解毒通絡，故用五苓散加味。方中土茯苓、澤瀉、豬苓、白朮、山藥健脾利溼；木瓜、薏仁、蒼朮、冬瓜皮、海桐皮化溼通絡；土茯苓、牛膝解毒利溼、活血通絡；桂枝疏通經脈；地龍搜剔經絡、軟化皮膚。以後加黃耆，是因患者正氣未復，用其加強補氣運脾、行氣化水。諸藥合用，標本兼顧，方證合拍，故能獲效。

4. 血管神經性水腫

血管神經性水腫是一種發生於皮下疏鬆組織或黏膜的局限性水腫，為一種暫時性、局限性、無痛性皮下黏膜下水腫，好發於上唇。「血管神經性水腫」為現代醫學病名，亦稱「巨大蕁

麻疹」。以發作迅速、消退快、反覆發作為特徵，好發於口唇等皮下組織鬆軟部位。

中醫學稱為「唇風」，民間俗稱「豬懸嘴」。

◎案

某，女，24歲。面部反覆水腫3個月。西醫予抗組織胺藥可暫時控制，停藥即復發。症見：面部瀰漫性水腫，以唇、眼為甚，色淡紅，精神飲食睡眠正常，舌淡紅，苔薄白，脈沉細。身體素虛，有過敏性鼻炎多年。西醫診斷為血管神經性水腫。中醫診斷為唇風。治以通陽化氣、利水消腫。方用五苓散加減。

處方：澤瀉30g，茯苓18g，豬苓18g，白朮18g，桂枝12g，細辛3g，黃耆30g，冬瓜皮30g。7劑，每日1劑，水煎服。

停服所有西藥。中藥溫服後多飲熱水熱湯，生活起居勿貪涼。1週後病癒，過敏性鼻炎也停止發作。

按本案患者既往有過敏性鼻炎，發作時噴嚏連連，鼻流清涕。頭為諸陽之會，反覆面部水腫，且脈象沉細無力，足見其陽氣不足、氣化失司、水飲停滯。以五苓散通陽化氣、利水滲濕，加黃耆補氣昇陽、益衛固表、利水消腫，加細辛溫肺化飲、溫通鼻竅，冬瓜皮以皮達皮，消腫利水。諸藥合用氣化得復，水飲得消，故面部水腫消失，鼻炎也癒。

5. 陰部溼疹

溼疹是一種常見的由多種內外因素引起的表皮及真皮淺層的炎症性皮膚病。其特點為自覺劇烈搔癢，皮損多形性，對稱分布，有滲出傾向，慢性病程，易反覆發作。

該病屬於中醫學「浸淫瘡」、「溼毒」範疇。

◎案

某，男，38 歲。陰部多汗，暗紅斑伴搔癢 5 年。患者體態偏胖，5 年內遍訪西醫，多以激素治療，用藥則效，停藥即發。就診時患者陰囊部色暗紅，皮膚肥厚，潮溼有汗，口渴多飲，小便短黃，舌紅，苔膩微黃，脈滑。西醫診斷為陰部慢性溼疹。中醫診斷為溼瘡。辨證為溼中蘊熱。治以清熱利水。方用五苓散加減。

處方：土茯苓45g，茵陳 30g，茯苓 18g，豬苓 18g，桂枝 6g，白朮 12g，澤瀉 30g，白鮮皮 30g，地膚子 30g。7 劑，每日 1 劑，水煎服。

二診：服藥後 1 週搔癢明顯減輕，陰部仍覺黏膩，又堅持服藥 1 個月，症狀消失。

按茵陳五苓散本為溼熱黃疸病而設，用於辨證屬溼熱蘊鬱、溼重於熱病機之陽黃。陰部為肝經所過之處，本案陰部長期患溼疹，潮溼多汗。與上述病機相吻合，故投茵陳五苓散而見效。用五苓散通陽化氣、利水滲溼，重用甘淡之土茯苓解毒

除溼，茵陳清利肝膽溼熱從小便而出，白鮮皮清熱燥溼，袪風止癢，地膚子清熱利溼止癢。諸藥合用水溼去，鬱熱清故而頑疾得癒。

6. 下肢丹毒

丹毒俗稱「流火」，是由 A 族 B 型鏈球菌引起的皮膚及皮下組織的一種急性炎症，常表現為邊界清楚的局限性紅腫熱痛，好發於顏面及下肢，可有頭痛、發熱等全身症狀。下肢丹毒是丹毒發於下肢而命名。

中醫以丹毒發病部位不同而分為多種，發於頭面部者，稱「抱頭火丹」；發於軀幹者，稱「丹毒」；發於兩腿者稱「腿遊風」；發於腳踝者稱「流火」。

◎案

某，女，78 歲。左下肢紅腫疼痛 5 天。患者既往有糖尿病、冠心病、高血壓病病史多年，服藥甚雜，不願再接受西醫治療。就診時見左下肢水腫明顯，足背呈凹陷性水腫，皮膚發熱，壓痛明顯，舌淡紅，苔白膩，脈虛細。西醫診斷為丹毒。中醫診斷為腿遊風。辨證為氣虛水停、鬱而化熱。治以益氣利水清熱。

處方：澤瀉 30g，茯苓 18g，豬苓 18g，桂枝 6g，白朮 12g，黨參 12g，蒲公英 30g，川牛膝 15g。7 劑，每日 1 劑，水煎服。

患者藥後尿量增加，水腫漸消退，1 週後康復。

按本案老年患者，氣虛水停，流注於下，以五苓散通陽化氣、利水滲溼，合黨參益氣生津為春澤湯，利水而不傷津。加蒲公英清熱解毒，利溼通淋。川牛膝利水通淋兼作引經之藥。諸藥合用溼去熱清而病癒。五苓散出自《傷寒論》，大量研究顯示本方可用來治療各種水液代謝障礙性疾病。五苓散據「四季五方」之理，「茯苓」功在中東方，「桂枝」功在東南方，「澤瀉」功在西方，「豬苓」功在北方，「白朮」功在中方，五藥配合可行五方水氣之令，故名「五苓散」。對於五苓散的作用機制，《金匱要略》總結為發汗、利小便。蓋腠理開則氣化行，氣化行則水道利，水道利則熱隨溺解、寒隨飲消而病癒。故五苓散能同時用於寒、熱兩證的機制即在於利小便。但五苓散並非專事利尿，功善化氣布津、分消水氣。方中桂枝不僅能「發汗解肌」（《本草備要》），「開腠理」（《醫學啟源》），而且善於「宣通陽氣，蒸化三焦以行水也」（《醫宗金鑑·刪補名醫方論》）。桂枝與澤瀉、豬苓、茯苓相配，是「三焦、膀胱與腠理毫毛相應」理論在方藥配伍中的具體運用。一方面通陽化氣與利小便並舉，既復三焦氣化功能以治本，又除已停水氣以治標，此即葉天士「通陽不在溫，而在利小便」之意；另一方面發汗與利小便同用，從腠理毫毛和膀胱分消水氣，使邪有出路，即「開鬼門、潔淨府」。面部血管神經性水腫、陰囊溼疹、下肢丹毒等病氣化失司，水溼內停是其共同病機。五苓散可通陽化氣、利水滲溼，臨證結合病位隨症加減用藥，故獲良效，此即中醫學「異病同治」的表現。皮膚科

臨床上除治療以上疾病外，對化妝品皮炎、帶狀皰疹、急慢性蕁麻疹、急慢性溼疹等出現局部或全身水溼停滯的，無論寒熱均可辨證加減運用。

7. 帶狀皰疹

帶狀皰疹由水痘－帶狀皰疹病毒引起，以沿單側周圍神經分布的簇集性小水皰為特徵，常伴明顯的神經痛。帶狀皰疹患者之所以痛苦，是因為其沿一定的神經通路不對稱分布，嚴重的有損神經，而神經疼痛是難以忍受的。隋代巢元方《諸病源候論‧瘡病諸候‧甑帶瘡候》載「甑帶瘡者，纏腰生……狀如甑帶，因以為名」；明代王肯堂《證治準繩‧瘍醫‧卷四‧纏腰火丹》載「或問：繞腰生瘡，纍纍如貫珠，何如？曰：是名火帶瘡，亦名纏腰火丹」；明代申斗垣《外科啟玄‧蜘蛛瘡》載「此瘡生於皮膚間，與水窠相似，淡紅且痛，五七個成攢，亦能蔭開」；清代祁坤《外科大成‧纏腰火丹》命名為蛇串瘡，如說「初生於腰，紫赤如疹，或起水皰，痛如火燎」。今多以「蛇串瘡」名之。中醫外科總結本病病因病機大致有三：情志內傷，肝氣鬱結，久而化火，肝經火毒，外溢皮膚；脾失健運，蘊溼化熱，溼熱搏結於皮膚；年老體弱，血虛肝旺，或勞累感染毒邪，或溼熱毒盛，氣血凝滯所致。

◎案

某，男，60歲。2011年6月30日初診。右上額和顳部紅

斑、水皰，伴疼痛6天，曾在某醫院靜脈注射Acyclovir注射液，口服Nimesulide片，塗噴Acyclovir軟膏，治療4天後，皮損、疼痛未能緩解，因有胃病史，服Nimesulide片後胃部不適加劇。症見：神疲、痛苦貌，體型中等，面色暗黃，右上額水腫性紅斑上集簇性綠豆大水皰，部分糜爛、黑痂，眼瞼腫脹、眼裂變小，畏光，右鼻唇溝無變淺，顳部及右耳輪密集緊張性粟粒水皰，伴電擊樣疼痛，時有耳鳴，失眠，口乾，心煩躁，食慾差，有汗，惡寒，微發熱，大便微溏，小便可，舌體胖暗，苔白灰微膩，脈浮稍數。中醫診斷為蛇串瘡。辨證為太陽蓄水合少陽證。治以化氣行水、和解少陽。方用小柴胡湯合五苓散。

處方：柴胡15g，黃芩10g，炙甘草10g，法半夏10g，黨參10g，生薑3片，大棗15g，澤瀉15g，白朮10g，桂枝10g，茯苓10g，豬苓10g。5劑，每日1劑，水煎溫服。

囑服藥後多飲暖水，忌吹風扇、冷氣。同時口服Acyclovir片、維生素B1片，外用Acyclovir軟膏，糜爛黑痂處加塗紅黴素眼膏，睡前用Acyclovir眼用凝膠。

二診：2011年7月6日。患處（額、顳、耳）已無水皰，大部覆乾燥痂皮，基底潮紅，眼裂正常，上眼瞼微腫，仍有輕度畏光，眠可，偶有刺痛，食慾好轉，無耳鳴，舌體較前略小但仍暗，苔薄白，脈浮。守方續服5劑後，患處皮膚呈淡褐色，夾雜綠豆大潮紅斑，少許灰色痂皮，納可，寐安，無疼痛。後

隨訪3個月，無神經痛發生。

按本案患者年事已高，患頭部帶狀皰疹，劇烈疼痛，治療10餘日獲得理想效果，未出現持久神經痛，實出意外，後隨訪3個月，確無後遺神經痛發生。患者就診時，小柴胡湯證確鑿無疑，而失眠，口乾，心煩躁，食慾差，有汗，惡寒，微發熱，其小便無明顯變化，選五苓散或豬苓湯，取捨頗難，最後從皮損表現及有汗、惡寒，顯示病位仍在表，結合前輩醫家運用五苓散治療神經痛、五官科疾病的成功案例，故與小柴胡湯合方為柴苓湯，以成調節表裏、三焦水溼運化之劑，結果療效顯著，避免了神經痛的發生，但同時亦不容忽視患者早期應用抗病毒藥物的作用。

8. 尿道症候群

◎案

某，男，22歲。2011年5月初診。2011年2月，患者因不潔性交後出現尿道不適，在某醫院皮膚性病科查衣原體陽性，淋菌及梅毒等均陰性，以「生殖道衣原體感染」口服Minocycline治療2週，仍時覺排尿不適，有尿頻、尿急、尿痛、灼熱感，小腹不適，複查衣原體為陰性，並排除其他感染。後又口服Azithromycin、穀維素、Flavoxate等，均不能有效緩解。症見：精神緊張，體瘦膚白，目光驚恐，飲水甚頻，仍口乾不已，飲多則心下不適欲嘔，病後一直如此，雙手冰涼，舌暗紅，苔薄

膩，脈沉滑。西醫診斷為尿道症候群。中醫診斷為鬱證。辨證為太陽蓄水兼少陰陽鬱證。治以宣通氣機、化陰通腑。方用五苓散合四逆散加減。

處方：澤瀉 15g，白朮 10g，桂枝 10g，茯苓 10g，豬苓 10g，柴胡 10g，枳殼 10g，白芍 10g，炙甘草 10g，桔梗 10g。5劑，每日 1 劑，水煎分 2 次溫服。

二診：7 天後複診，面有喜色，訴尿時通暢，不痛，無小腹不適，口渴明顯減輕，雙手仍涼。守方續服 3 劑後，患者精神可，無明顯不適。

按本案患者先因生殖道衣原體感染，經治療好轉，但仍內心驚恐，焦慮不已，可知其多疑易鬱之性情；其雙手冰涼、脈沉滑、舌暗紅，乃陽鬱於內，四逆散證備；口渴而頻飲水，飲多則欲嘔，且小便不適，頗合「水逆」，為五苓散之方證；加桔梗者，與枳殼、白芍、炙甘草，合成排膿散、六一散之結構，祛溼熱通竅，並寓提壺揭蓋之妙。范中林老中醫治一老年婦女之尿道症候群，恆用四逆散合五苓散加桔梗，療效確切，所謂「有是證，用是藥」，「方與證相應者，乃服之」。

9. 結節性癢疹

結節性癢疹又稱結節性苔蘚，是一種以劇癢結節為特徵的慢性皮膚病，多見於成年女性。本病與中醫學文獻中記載的「馬疥」相類似。《諸病源候論·疥候》記載：「馬疥者，皮肉隱嶙起

作根，搔之不知痛。」趙炳南稱本病為「頑溼聚結」。

◎案

某，女，8歲。2012年3月初診。四肢、腰部反覆出現劇癢丘疹、結節6月餘，加重1週。症見：精神焦躁、易激惹，體瘦，膚色偏黑，四肢、腰背部密集粟粒至綠豆大暗褐色丘疹，基底微浸潤，滲出傾向，部分呈露珠狀滲淡黃色液體，有血痂、抓痕，夾雜少許紅色新發丘疹、丘皰疹，斑駁狀色素沉著，夾苔蘚樣斑片，上腹部劍突下輕度緊張、左腹股溝可捫及黃豆大淋巴結，夜寐差，多汗，易口渴，納可，二便無特殊，無鼻炎及異位性皮炎家族史，舌紅，苔薄白。半年來交替外用激素軟膏（Hydrocortisone Butyrate、Halometasone）、Tacrolimus軟膏，口服抗過敏藥物（Loratadine片、Cetirizine片），早期可短期控制，現幾無效果。西醫診斷為結節性癢疹。中醫診斷為馬疥。辨證為太陽蓄水兼少陰陽鬱證。治以宣通氣機、化氣行水。方用五苓散合四逆散加減。

處方：澤瀉15g，白朮10g，桂枝5g，茯苓10g，豬苓10g，柴胡10g，枳殼10g，赤芍10g，炙甘草10g。3劑，每日1劑，水煎服，並囑家長照常服用家中既有藥物。

二診：3劑後，家長代訴患處已乾涸，新發丘疹已消退，皮損有減輕之勢，且患兒並未覺得藥汁難喝。遂囑之守方續服15劑。

三診：上藥服完後，患兒精神開朗，四肢、腰背部皮損大

部分變平，未見新發皮損和新鮮抓痕，汗出及飲水減少。守方繼服2週，外用藥同前。1個月後隨訪，家長訴除「色印」未退外，餘俱瘥。

　　按趙炳南老中醫稱結節性癢疹為「頑溼聚結」，乃稟賦不足之小兒常見多發病，先多表現為丘疹性蕁麻疹，日久不癒而形成疣狀結節，劇癢搔抓，繼而呈現急性溼疹表現，治療棘手。以除溼胃苓湯加連翹治療此證，效果亦佳，「諸痛癢瘡，皆屬於心」，連翹為瘡家聖藥，且有除煩之功，但方中黃柏、連翹味苦，小兒多不能耐受。本案患兒汗多、飲多，顯示五苓散證；四肢皮損尤顯，精神焦躁，舌質紅，四逆散證顯；結合前人癢疹治驗，故以五苓散與四逆散合方，配合原西藥治療方案，竟有期外之功。尤為難得是2012年6月當地颱風頻至，淫雨連日，實為癢疹好發之季節，本案患兒竟未病情反覆，雖偶有新發皮損，但再用上述方案，均輕鬆治癒。

　　柯琴《傷寒來蘇集》言「只在六經上求根本，不在諸病名目上尋枝葉」，「原夫仲景之六經，為百病立法，不專為傷寒一科，傷寒、雜病，治無二理」。皮膚病的發生、發展過程中，皮損表現錯綜複雜，宜謹察病機，知其所屬，發於機先而治之。仲景書字字可法，習之確有進退有序、左右逢源之妙，但宜注意諸病「受本難知，發則可變」，六經為病時之六經，病癒則復不可見，不可先入為主，習用套方。此外，由於皮膚科臨床特點，易形成重視局部而忽視整體之盲點，應注意局部病變著眼於全局而確定治法方藥。總之，無論何種水液代謝失常疾病，只要

符合五苓散證病機者，俱可用之。誠如《傷寒論湯證新編》指出：凡是津液運行失調引起的疾病，不管其疾病在什麼部位，均可用本方加減取效。本方實際上是調節人體津液循行的方劑。此經方應用精髓所在，方證辨證既要掌握有是證用是方，又要掌握一方多證，使用經方應不拘何經，關鍵是掌握病機，善於處方用藥。

10. 皮膚病合併水腫症

◎案

某，男，60歲。雙下肢反覆起疹伴疼痛28年。28年前患者無明顯誘因出現雙下肢紅腫疼痛、潰爛，某醫院以「丹毒」長時間使用抗生素，並行「植皮術」後好轉。28年來一直存在下肢水腫，時有出現紅斑伴疼痛，使用抗生素治療可稍好轉。2個月前病情再次加重。症見：右下肢高度凹陷性水腫，並可見大片水腫性暗紅斑，另可見長約15cm瘢痕。舌淡，苔白，脈弦滑。兼見口乾欲飲，夜尿多。診斷為慢性復發性丹毒。辨證為氣不化水、水飲內停。治以溫陽化氣、利溼行水。方用五苓散、三妙丸合涼血五根湯。

處方：牛膝、紫草根、白茅根、天花粉（瓜蔞根）和澤瀉各20g，黃柏、豬苓、茯苓、白朮、茜草根和板藍根各15g，蒼朮和桂枝各10g。3劑，每日1劑，水煎服。

二診：服藥3天後患者疼痛明顯減輕，水腫消退明顯，紅

斑顏色變淡。7 天後諸症皆除。隨訪 3 個月無復發。

◎案

某，女，76 歲。左上肢水腫 5 年，起紅疹伴癢 1 週。5 年前曾因「乳癌」行手術切除及淋巴結清除手術，之後患「丹毒」，經治療紅斑以及疼痛症狀好轉，但左上肢水腫無好轉，且自覺沉重感，在多家醫院診治無效。1 週前無明顯誘因出現左上肢搔癢，自用熱鹽水燙洗後出現紅斑，紅斑上見粟米大小紅疹，搔癢劇烈。症見：左上肢高度水腫，皮膚緊張，捏起困難，可見水腫性紅斑，其上散在針頭大小丘疹、斑丘疹。無汗，夜尿多，雙眼瞼輕度水腫，口乾喜飲。舌質淡，苔白，右脈弦滑。西醫診斷為淋巴水腫、接觸性皮炎。中醫診斷為水腫。辨證為氣不行水。治以健脾利水。方用五苓散、五皮飲合麻黃湯加減。

處方：桂枝、麻黃、薑黃和桑枝各 10g，茯苓 30g，澤瀉、白朮和豬苓各 20g，陳皮、茯苓皮和大腹皮各 15g。7 劑，每日 1 劑，水煎服。

二診：服上藥 7 劑後，患者左上肢紅斑、丘疹、斑丘疹皮疹消退，水腫明顯減輕，可見皺起皮紋，繼服 7 劑，水腫進一步消退。

◎案

某，女，57 歲。雙下肢起疹伴疼痛 1 週。1 個月前因長期站立出現雙下肢疼痛，未重視，1 週前發現雙下肢起紅疹伴水

腫，疼痛逐漸加重，呈脹痛感，行走吃力，夜間難以入睡。近 2 日皮疹進一步增多，水腫加重。症見：雙下肢可觸及多數鴿蛋至核桃大小鮮紅色結節，質硬，壓痛（＋），雙下肢明顯水腫，右側尤甚。口乾明顯。舌質淡微胖，邊有齒痕，苔白薄膩，脈細滑。西醫診斷為結節性血管炎。中醫診斷為水腫。辨證為溼熱鬱滯、氣滯水停。治以清利溼熱、行氣利水。方用五苓散、三妙丸合涼血五根湯。

處方：牛膝、澤瀉、紫草根、白茅根和天花粉各 20g，黃柏、豬苓、茯苓、白朮、茜草根和板藍根各 15g，蒼朮和桂枝各 10g。7 劑，每日 1 劑，水煎服。

二診：服上藥 7 天後水腫消退，結節基本消退，皮疹顏色轉為淡褐色。繼服 7 劑，皮疹顏色逐漸恢復正常。隨訪 3 個月無復發。

◎案

某，男，76 歲。全身反覆起疹伴癢兩年半，加重 2 週。兩年半前無明顯誘因發現腹部、大腿內側起蠶豆至錢幣大小紅斑，表面脫屑，伴搔癢，某醫院以「銀屑病」予治療，療效不佳；在私人診所口服中草藥（具體藥物不詳）及肌內注射 Dexamethasone 針間斷治療 1 月餘，皮疹部分消退，停藥後皮疹又加重；其間多次在某醫院治療（用藥不詳），療效不佳；2 週前皮疹增多、加重，泛發全身；近 2 天來面部出現水腫，軀幹四肢皮疹瀰漫融合，雙下肢腫痛明顯，表面大量脫屑，無畏寒、發

熱不適。既往有腦萎縮、皮膚搔癢症病史。系統性檢查未見異常。症見：頭皮、軀幹、四肢見大片狀瀰漫性浸潤性暗紅斑，表面覆大片狀灰白色鱗屑；雙小腿、雙手足明顯水腫；雙足底見皸裂，局部有血性滲出物，觸痛陽性；掌蹠角化明顯。西醫診斷為紅皮病型銀屑病、紅皮病低蛋白血症水腫。入院後查血 WBC 8.7×10^9/L，N 0.59，E 0.056，免疫球蛋白E（IgE）0.68g/L；腎功能、電解質分析均正常；ALB 28g/L，餘正常。予 Methotrexate 15mg 靜脈注射，1次／週，治療3次後水腫性紅斑明顯消退，但水腫症狀無明顯改善。因患者周身水腫明顯，尤以下肢為甚，自覺口乾，夜尿3次，大便稀溏，舌淡胖，苔薄膩，脈滑。中醫診斷為水腫。辨證為脾虛不能運化水濕，濕邪外泛於肌膚。治以健脾化濕、利水消腫。方用五苓散合五皮飲加減。

處方：五加皮、茯苓皮、澤瀉、豬苓、防己、川牛膝、大腹皮和板藍根各20g，茯苓30g，桂枝和甘草各6g，白朮、黃柏和陳皮各15g。水煎服，每日1劑。

服藥9劑後患者水腫基本消退。

按太陽蓄水證病機為太陽表邪未解，內傳太陽膀胱腑，致膀胱氣化不利，水蓄下焦，而成太陽經腑同病，膀胱氣化不利，則小便不利，水液蓄而不行以致津液不得輸布。該條文已經闡明了五苓散為口渴欲飲、小便不利（相對自己平時多或少）為主症的蓄水證，臨床見此類症候群皆可用之。慢性復發性丹

毒、淋巴水腫、紅皮病低蛋白血症水腫等3例患者均存在口乾、夜尿多的症候，皆符合五苓散方證。沈金鰲在《雜病源流犀燭》中曾談到：「脹腫門唯水病難治。其人必真火衰微，不能化生脾土，故水無所攝，氾濫於肌肉間。法唯助脾扶火，足以概之，而助脾扶火之劑，最妙是五苓散……每見先生治人水病，無不用五苓散加減，無不應手而癒，如響應者。」臨床中使用五苓散治療各病所致水腫，配合相應的引經藥物用之多能奏效，若兼有小便不利，口渴欲飲之症用之更妙。4例患者均存在不同程度的水腫症狀，結合發生水腫的部位，下肢合用三妙丸（牛膝、黃柏、蒼朮）或根類藥物；上肢加用薑黃、桑枝、桂枝等；全身皆腫可加用五皮飲（陳皮、茯苓皮、生薑皮、桑白皮、大腹皮）等，用之皆能奏效。另外慢性復發性丹毒和結節性血管炎患者處方完全相同，展現了中醫異病同治的思想，見是證用是方，不拘泥於病種。五苓散加減治療一些難治伴有水腫症狀的皮膚病可能存在優勢。

11. 慢性濕疹

◎案

某，女，26歲。2009年3月16日初診。主訴：手足間斷出現紅色皮疹7月餘。患者於1年前8月開始，無明顯誘因出現手足皮疹，主要位於指（趾）縫中，周圍顏色淡紅，嚴重時可有粟粒樣透明小水皰，抓破後有清水滲出。症見：手足涼，無明顯口乾，不欲飲水，食納可，經常便溏，小便調。月經正

常，腹部喜溫按。舌體胖大，邊有齒痕，苔薄白、中後部稍膩，脈沉細。辨證為脾虛溼蘊。治以溫陽健脾滲溼。方用五苓散合理中丸。

處方：茯苓 15g，豬苓 15g，澤瀉 25g，桂枝 10g，白朮 15g，乾薑 10g，黨參 10g，炙甘草 10g。7 劑，每日 1 劑，水煎服。

7 劑後，皮疹已不再起水皰，周圍顏色稍減退。效不更方，繼服 14 劑，溼疹基本消失，大便恢復正常。

按本例患者有不欲飲水，苔白膩，便溏之症，為內有溼阻；同時因手足涼，腹部喜溫喜按，故病機為脾陽虛弱，水溼內蘊。脾主四肢，現手足肌膚有水皰，觸破有清水流出，結合他症，可視為脾陽虛弱，水蓄肌表之徵象。《傷寒論》第 141 條「病在陽……肉上粟起……與五苓散」，此處「肉上粟起」在臨床上多可以表現為皮膚病相關症狀。根據方證相應理論，方用五苓散合理中丸以溫陽健脾滲溼。方中大量茯苓、澤瀉、豬苓味淡滲利小便；白朮、茯苓健脾除溼可促進水溼運化；乾薑溫中健脾化溼；桂枝既可溫陽化氣利水，又可疏表。全方外可通行腠理，內可化氣行溼，表裏兼治，故收良效。

第六節　耳鼻喉科疾病

1. 梅尼爾氏症

內耳性眩暈症是臨床常見病之一，係內耳淋巴積水所致，亦稱梅尼爾氏症，以發作性眩暈、耳鳴及波動性聽力減退為臨床特徵。

◎案

謝某，女，58歲。2006年12月17日初診。主訴：眩暈頭痛20餘年，加重1年。現病史：無明確原因引起眩暈頭痛。20餘年前始血壓高低不穩，10餘年前頭痛加重，胸骨後、胃脘部不適，2年前出現晨僵，1年前眩暈加重。全身性浮腫，下肢嚴重。平素自覺胸悶，心悸，氣短，大便乾稀不調，頭痛經常突然出現，以臥位加重或頭右後部痛重為特徵。經常失眠，小腹冷痛，腿部常有寒風吹拂感覺，惡寒明顯。夜間手足易熱，放在被外怕冷，縮回被內難忍其熱，煩躁不安。胸骨後、胃脘部不適，自覺記憶力減退明顯，反應遲鈍。20年來不斷在各大醫院求治，被診斷為高血壓、冠心病、高脂血症、食道炎、慢性胃炎、神經衰弱、腎虛、心腎不交等。服用多種保健品，長時間服用核苷酸、Betaloc ZOK及其他多種降壓藥，效果始終不理想。近年來胸悶心悸、眩暈頭痛、浮腫等症明顯，依降壓藥血壓維持在145/95mmHg左右。查：BP 152/92mmHg，HR 108次

／min，律不整，間歇脈。身高160cm，體重64kg。顏面虛浮，口唇色暗，舌淡暗，齒痕明顯，脈數而促，寸浮明顯。下肢凹陷性浮腫、靜脈曲張。某醫院2006年5月22日頭顱CT檢查報告：透明膈威氏腔囊腫（厚約1.3cm）。既往相關檢查結果遺失。中醫診斷為眩暈、頭痛、胸痹、水腫、失眠。辨證屬脾虛溼盛兼瘀，寒熱錯雜。治以健脾利溼、寒熱並用、通瘀活絡。方用五苓散加減。

處方：夏枯草30g，丹參30g，茯苓30g，豬苓10g，車前草30g，澤瀉30g，白芷10g，製附子10g，桂枝20g，威靈仙30g，獨活10g，羌活10g，當歸10g，苦參30g，陳皮10g。4劑，1.5日1劑，水煎，每日服3次。

二診：BP 128/86mmHg，HR 90次／min，律不整，間歇脈1～2次／min。自覺諸症緩解明顯，前方繼用7劑。

三診：BP 126/90mmHg，HR 72次／min，律不整，間歇脈1～2次／2min。因昨晚勞累而心悸、身痛、失眠又作，加煅龍骨、煅牡蠣。繼用7劑。

四診：BP 126/90mmHg，HR 84次／min，律不整，間歇脈1次／3min。舌淡紅，齒痕微現，下肢浮腫、晨僵消失。繼用7劑。

五診：BP 118/84mmHg，HR 84次／min，律整。正值感冒，自量血壓最高126/86mmHg。行走快時仍覺心悸，但無期前收縮。治宜鞏固療效並兼治感冒，加金銀花、連翹。以此調治

至 2007 年 1 月 19 日，其間症狀穩定，BP（118～126）/（80～84）mmHg，HR（80～84）次／min，律整。某醫院 2007 年 1 月 19 日頭顱 CT 檢查報告：頭部 CT 掃描未見異常。生化檢驗報告：GLU 5.29mmol/L，TRIG 1.63mmol/L，CHOL 4.58mmol/L，HDL 1.20mmol/L，LDL 2.99mmol/L。

　　按本案的治療以健脾利溼，寒熱並用，通瘀活絡為主，選用五苓散為主方，酌加化瘀之品。本案病症及辨證論治特點：一為溼：顏面虛浮，齒痕明顯，下肢凹陷性浮腫。二為瘀：口唇色暗，舌淡暗，下肢靜脈曲張。故以健脾利溼，寒熱並用，通瘀活絡為主要治法，方選五苓散為主，酌用化瘀藥加減治療。名老中醫劉渡舟曾說：「三焦為人之氣水通道，有出有入方為正常；若水之通道只入不出，水無出路，則必致水邪逆而向上，四處為患。水溼之邪，上冒清陽而為眩暈目蒙面腫；水飲凌心，可致胸憋心悸；水飲凌肺可致咳喘；水停中焦可致心下痞；水停下焦可致腿腫；這時，讓水有出路，諸症方能解決。」因此，以五苓散利溼，使水溼之邪有出路，故諸症自除。本案最精采之處在於：頭部透明膈腔囊腫（厚約 1.3cm）僅用藥 1 個月而消失。囊腫與溼密切相關，金明淵教授認為在慢性病中出現局部水液停留的病症用五苓散治療往往收桴鼓之效。陳元也有同樣觀點：囊腫性疾病，歸為水飲內停之證，五苓散加入化痰、祛瘀之品，能獲得良好療效。現代藥理證實：五苓散具有調整頭內某一側的水腫和腦壓的作用。

　　本案巧妙之處在於夏枯草、丹參、苦參。夏枯草清肝火而

降血壓，散鬱結而治囊腫；丹參在本案中既降壓、降脂、保護胃黏膜，又治冠心病、下肢靜脈曲張，又活血祛瘀、破症除瘕治囊腫；苦參傳統用於清熱燥溼、祛風殺蟲，現代藥理研究證實其有利尿、催眠、降壓、抗潰瘍、減慢心率、抗心律失常的作用，用於治療頑固性期前收縮、頑固性不寐等。金東明教授以擅長治疑難病症揚名，其用藥特色，可見一斑。

◎案

某，女，50 歲。患梅尼爾氏症 11 年。反覆發作性眩暈，每次發作時多用西藥 Racanisodamine、Flunarizine、Troxerutin 等治療。本次發作已 7 天，用西藥未見好轉，患者視物旋轉，如坐舟中，伴有噁心、嘔吐、耳鳴、口渴不欲飲、胸滿痞塞。檢查：BP 120／80mmHg，眼球有水平樣震顫，HR 80 次／min，律齊。舌質淡白，苔膩，脈滑。頸椎 MRI 檢查未發現異常。專科檢查：雙鼓膜輕度內陷，音叉查左耳輕度感應性耳聾，對冷熱水刺激無反應。西醫診斷為梅尼爾氏症。中醫診斷為眩暈。辨證為痰溼中阻、水飲上犯。治以健脾利水、除溼化痰。方用五苓散加味。

處方：白朮、澤瀉、豬苓、菊花、石菖蒲各 12g，茯苓、車前子（布包）各 15g，鉤藤 20g，製半夏、桂枝、陳皮、天麻各 10g，生薑 3 片。3 劑，每日 1 劑，水煎服。

二診：服上方 3 劑後，眩暈顯著減輕，餘症漸失。效不更方，守方繼服 7 劑，眩暈停止，諸症悉除。為鞏固療效，預防

復發，又服20劑。隨訪1年無復發。

按梅尼爾氏症屬於中醫學「耳眩暈」範疇，多由臟腑功能損傷引起。本案顯然為脾失健運，水溼內停之證。痰飲上犯清竅頭目，則出現眩暈、視物旋轉、耳鳴；痰溼阻遏中焦，干擾脾胃升降功能則出現噁心、嘔吐、渴不欲飲、胸滿痞塞；舌質淡白，苔膩，脈滑等主水溼停留。五苓散功專利水、健脾化溼，甚合此證，加車前子、製半夏、生薑、石菖蒲、陳皮以增加化溼和中之力；加菊花、鉤藤、天麻以強化鎮眩功能。諸藥合用，俾清陽得升、濁陰下降、陰陽調和，諸症得除。

◎案

劉某，女，38歲，外商職員。2009年4月28日初診。自述患梅尼爾氏症已6年，眩暈時作時止，每次發作多服用西藥及打點滴治療，此次發作已6天，打點滴及口服西藥不見好轉。症見：閉目靜臥，視物旋轉，如坐舟車，頻頻嘔吐痰涎，面色蒼白，心悸汗出，小便短少，舌淡胖，苔白滑，脈弦。中醫診斷為眩暈。辨證為飲邪內停、清陽被阻。治以通陽化飲、降逆和胃。方用五苓散加減。

處方：豬苓15g，澤瀉20g，白朮15g，茯苓15g，桂枝10g，山茱萸12g，太子參12g，生薑3片，大棗4枚。3劑，每日1劑，水煎服。

二診：5月1日。頭暈大減，嘔吐已止，心悸停，小便增多。效不更方，原方3劑，水煎溫服。

245

三診：5月4日。諸症消失，病已痊癒。為防復發，囑其繼服香砂六君子湯6劑，以資鞏固。隨訪至今未再復發。

按此類患者多有眩暈、噁心嘔吐、閉目難睜等症。中醫理論認為，由於水飲之邪停留於中焦，水飲中阻、清陽不升，故頭昏目眩，閉目難睜，氣機升降失調則胃氣上逆出現噁心嘔吐。本方治療此類患者35例，療效非凡。以澤瀉為君直領陰水之氣下行；恐水氣下而覆上，利用白朮、茯苓以培土制水；用桂枝溫陽化氣使體內氣化功能恢復，清陽上升，濁陰下降，諸症皆除。

2. 神經性耳鳴

◎案

郭某，女，73歲。因「耳鳴3年」為主訴就診。症見：耳鳴如蟬，影響聽力，有時聲音較大，以手按之無明顯變化。頭昏，口乾，腰痛，雙下肢乏力，大便稀，白天尿少，夜尿頻3～4次。舌質淡紅，苔白，脈弱。患者曾到五官科檢查，未查見異常。中醫診斷為耳鳴。辨證分析為腎虛精虧，腎陽不足，精不化氣，膀胱氣化失司，水液分布異常，水蒙耳竅則致耳鳴，水液上犯清陽則頭昏。津液不得潤澤口腔，則口乾，腎陽虧虛，膀胱開合失司，則白天尿少，夜尿頻。舌質淡紅，苔白，脈弱為陽虛的表現。治以針灸百會、四神聰、頭維、耳門、聽會、俠溪、中渚，艾條局部溫針灸，留針30min，每天1次，同時

予中藥五苓散，考慮患者年老腎虛，加淫羊藿、菟絲子以溫補腎陽。

處方：茯苓 60g，豬苓 60g，澤瀉 60g，桂枝 25g，炒白朮 30g，淫羊藿 30g，菟絲子 30g。4 劑，每日 1 劑，水煎 400ml，分 3 次服。

二診：服上藥 4 劑後，患者感頭昏有明顯好轉，夜尿有所減少，於原方加丹參 30g，繼服 7 劑，患者感耳鳴程度有明顯減輕，口乾有明顯改善。

第七節　眼科疾病

1. 白內障術後角膜水腫

◎案

某，女，41 歲。2010 年 11 月 5 日初診。主訴：右眼腫脹 1 週餘。患者右眼白內障，1 個月前行超音波乳化手術治療，已康復。1 週前因用眼過度，不小心按揉右眼，出現右眼部稍腫，自覺角膜部分發脹，晨起右眼角有滲出黏液。夜間口渴飲水，有貧血及子宮肌瘤病史，月經量少，色暗，納可，寐可，小便量少，大便調。舌淡暗，苔薄白，脈沉滑。中醫診斷為水腫。辨證為血瘀水停。治以利水養血祛瘀。方用五苓散合桂枝茯苓丸、四物湯加味。

處方：澤瀉 25g，豬苓 15g，茯苓 15g，白朮 15g，桂枝 10g，桃仁 20g，白芍 15g，牡丹皮 10g，熟地黃 15g，當歸 20g，川芎 10g，茺蔚子 10g。7 劑，每日 1 劑，水煎服。

二診：右眼角已無滲出黏液，眼腫已無，仍偶自覺角膜發脹。口渴緩，小便增，納可，寐可，大便調。舌暗紅，邊有齒痕，苔薄白。上方去白芍、熟地黃、當歸、川芎，其餘藥味不變，繼服 7 劑。

三診：患者訴眼部症狀已全無，二便調。因欲調理婦科疾病，辨證施治，處以他方。

按《金匱要略·水氣病脈證并治》第 19 條曰：「經為血，血不利則為水。」現白內障術後，易損傷血分，則血瘀絡外，同時血不利則化為水溼，瘀與水溼互結，水溼停聚，最終形成角膜水腫，故治以活血利水。因患者有口渴、小便不利等水液輸布障礙典型症狀，且有子宮肌瘤病史，月經量少，也符合血瘀水停之病機，故選用合方以治之，以達利水養血祛瘀之功。五苓散出自張仲景《傷寒論》，由豬苓、澤瀉、白朮、茯苓、桂枝組成，具有健脾滲溼、通陽解表的作用，後世醫家多謂此方主治太陽病膀胱蓄水證。該方是調節全身水液代謝的基本方，「蓄水證」並不僅局限於膀胱，可以蓄於機體任何一處。《素問·經脈別論》曰「飲入於胃，游溢精氣，上輸於脾，脾氣散精，上歸於肺，通調水道，下輸膀胱，水精四布，五經並行」，可見水液代謝與胃、肺、脾、膀胱均關係密切。發生水液障礙可上見口渴欲飲或水逆，下見小便不利、大便稀，內見胃腸水鳴，而外

見局部水腫。即「口渴而小便不利」只是本方證的全身表現，但同時可有相應的局部蓄水證的表現。而抓住該局部特徵，則可以擴大該方在臨床中的應用，尤其是外科領域。另外，袁紅霞教授臨床上發現，按照原方的比例，即澤瀉、豬苓、茯苓、白朮、桂枝比例為 5：3：3：3：2 時，療效最好。可見臨床應用經方時，藥物之間的比例均應遵照原方比例，方能表現制方之精神，而獲確切療效。

2. 視網膜靜脈阻塞繼發黃斑水腫

◎案

某，女，57 歲。2010 年 1 月 27 日初診。右眼視力下降，視物變形 2 年 9 個月。2007 年 4 月，右眼視力突然下降，伴有視物變形，診斷為右眼視網膜顳上分支靜脈阻塞，黃斑水腫。來醫院就診前已行視網膜光凝治療，先後 7 次行玻璃體腔注射 Triamcinolone acetonide 和 Avastin（最後一次注射時間為 2008 年 12 月），黃斑水腫反覆發作。患者不願再行玻璃體腔注射藥物，尋求中醫治療。患者患糖尿病 6 年，口服降糖藥，血糖控制良好。彩色都卜勒超音波檢查：眼動脈、頸內動脈顱外段及虹吸段未見異常。眼壓：右眼 19.2mmHg，左眼 18.7mmHg。右眼角膜清亮，前房中等深度，瞳孔圓，對光反射存在，晶狀體未見混濁，右眼眼底：視盤邊界清，色淡紅，顳上視網膜散在光凝斑，黃斑區水腫。OCT：右眼黃斑囊樣水腫，水腫高度 504μm。FFA：右眼黃斑區螢光滲漏，囊樣水腫。患者全身無明

顯不適症狀，舌淡紅，苔薄白，脈細。西醫診斷為右眼視網膜分支靜脈阻塞、右眼黃斑水腫、2型糖尿病。中醫辨證為眼底水腫。辨證為水溼內停。治以利水滲溼。方用五苓散合二陳湯加味。

處方：豬苓20g，茯苓20g，澤瀉10g，桂枝10g，白朮10g，陳皮10g，法半夏10g，車前子30g（包煎），薏仁20g，生牡蠣20g，柴胡10g，枳殼10g，丹參20g，川芎10g。每日1劑，水煎早晚分服，連續服藥。

二診：2010年3月10日。右眼矯正視力0.2，仍有視物變形。OCT：右眼黃斑水腫降為408μm。繼續維持原方治療，期間患者睡眠夢多，加炒酸棗仁10g。

三診：2010年4月21日。黃斑水腫消退，黃斑形態基本正常，OCT：黃斑厚度278μm。患者一直堅持服藥。

四診：2010年6月2日。複查右眼矯正視力0.4，視物變形減輕，右眼眼底：黃斑水腫消退，OCT：右眼黃斑形態基本正常，中央厚度為265μm。FFA檢查：右眼黃斑區無螢光滲漏。其後患者停服湯藥，間斷服用銀杏葉膠囊、夏枯草膠囊，每次各1片，每日3次。患者病情始終平穩，輕度視物變形，病情未再復發。

五診：2011年2月23日。複查右眼OCT：黃斑形態正常，中央厚度229μm。

六診：2012 年 5 月 9 日複查。右眼視力 0.4，右眼 OCT：黃斑形態正常，中央厚度 229μm。

第八節　其他

1. 遺精

遺精是指不因性交而精液自行洩出的病症，有生理性與病理性的不同。中醫將精液自遺現象稱遺精或失精。有夢而遺者名為夢遺，無夢而遺，甚至清醒時精液自行滑出者為滑精。多由腎虛精關不固，或心腎不交，或溼熱下注所致。

◎案

某，男，27 歲。2014 年 12 月 7 日初診。自訴陽痿，遺精，平均每 3 天遺精 1 次，偶爾腰痛，口略乾，口渴，飲而不解，尿頻、尿不盡，舌淡，苔白膩，脈弦細。中醫辨證為太陽、陽明、太陰合病。治以健脾利溼、固腎斂精。方用五苓散加減。

處方：桂枝 10g，茯苓 12g，豬苓 10g，蒼朮 10g，澤瀉 10g，生龍骨、生牡蠣各 15g。3 劑，每日 1 劑，水煎服。

服藥後患者陽痿明顯好轉，遺精消失，略腰痛，口略乾，尿頻、尿不盡等症狀消失，後給予赤小豆當歸散，5 劑，水煎，每日分 2 次服用，目前已痊癒。

按後世治療陽痿症狀多以桂枝、附加蟲類藥,然該證患者乃外邪內飲所致,故據《傷寒論》辨證為太陽、陽明、太陰合病,給予五苓散加減獲得療效。

2. 前列腺炎

前列腺炎是一種男性常見病,患者以青壯年為主,是一種急慢性炎症,主要是由前列腺特異性和非特異感染所致而引發的局部或全身症狀。主要表現為尿道刺激症狀和慢性盆腔疼痛,可出現會陰、恥骨上區、腹股溝區、生殖器疼痛不適,排尿時有燒灼感、尿急、尿頻、排尿疼痛,還可以伴有排尿終末血尿或尿道膿性分泌物。

該病在中醫學屬於「白濁」、「精濁」等範疇。中醫認為該病是由於「下焦溼熱」、「氣化失調」所引起。

◎案

方某,男,43 歲。1965 年 12 月 7 日初診。3 個月來尿不盡、尿頻、陰囊抽縮,曾查前列腺液,白血球 15～20 個／高倍視野,卵磷脂小體(＋＋),西醫診斷為慢性前列腺炎,西藥治療,療效不明顯。後轉中醫診治,以補腎、疏肝等治療,症不減反加重。症見:常腰痛,小便不暢,尿不盡,尿頻,食後則少腹拘急、暈眩、陰囊和陰莖攣縮,惡寒、頭暈加重,舌苔白,脈細弦。中醫診斷為淋證。辨證為外寒內飲。治以溫陽化氣、行氣利水。方用五苓散加減。

處方：桂枝 9g，茯苓 12g，澤瀉 15g，豬苓 9g，蒼朮 9g。3劑，每日 1 劑，水煎服。

二診：上方服 3 劑症減，繼原方服 6 劑，諸症基本消除。

按前列腺炎者，前陰為總筋所聚，肝腎所主，一般遇陰縮攣急，要想到補肝益腎。但本例慢性前列腺炎為水飲為患，且呈外寒內飲之證，補則激動內飲，飲邪上犯，故現心中不安、頭暈、目眩，正邪交爭，內外皆急，故惡寒、腹拘急、囊縮攣急，此時唯有在解表的同時利水，方能使表解水去，五苓散正是這種作用。

中篇　臨證新論

下篇
現代研究

　　本篇從兩個部分對五苓散的應用研究進行論述：第一章不僅從現代實驗室的角度對五苓散全方的作用機制進行探索，還從組成五苓散的主要藥物藥理作用進行研究分析，為讀者提供了充分的現代研究作用基礎。第二章為經方應用研究，對五苓散的理論基礎、證治特色、臨證應用進行總結性的整理，並且選取了有代表性的名醫驗案，以便更好地應用經方。

下篇　現代研究

第一章

現代實驗研究

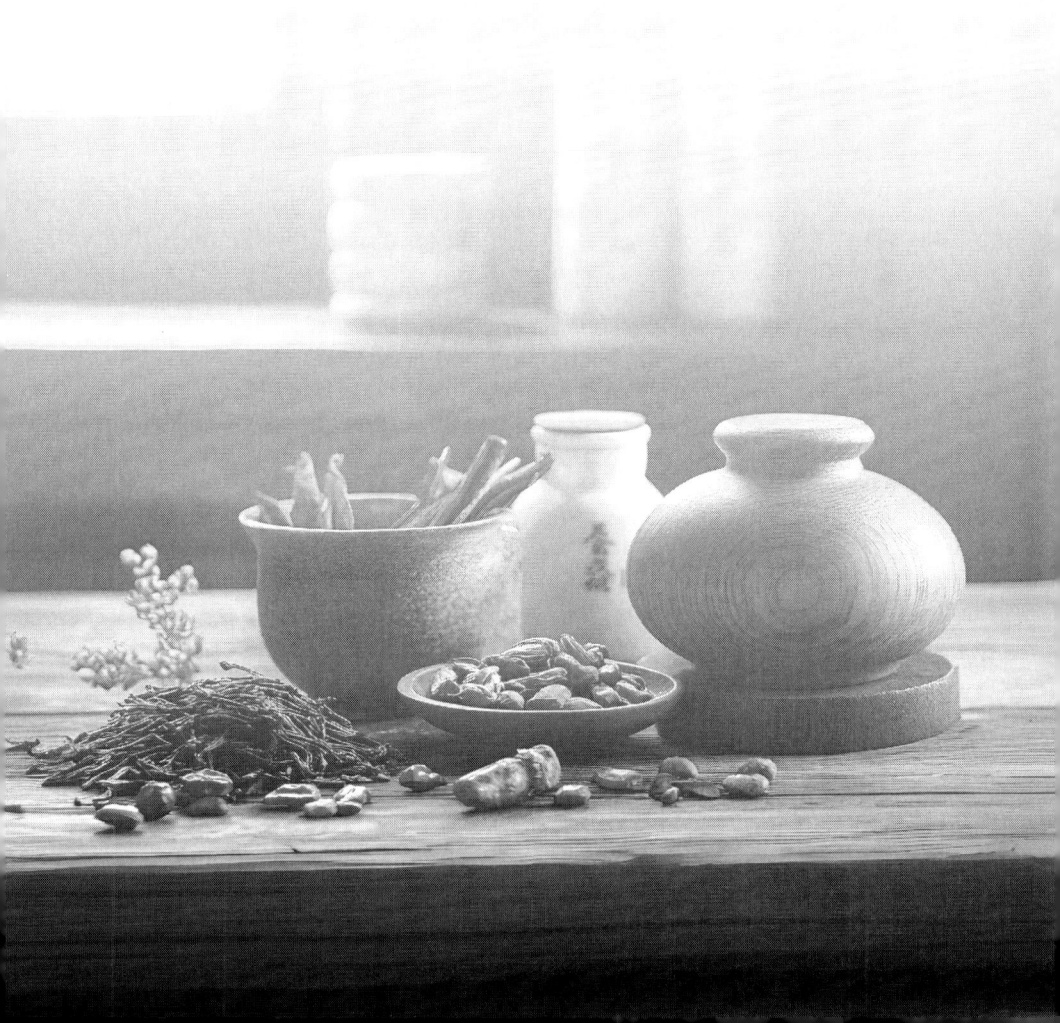

第一節　五苓散全方研究

一、五苓散對泌尿系統的作用

五苓散對水液代謝有雙向調節作用。實驗研究顯示五苓散對脫水狀態的機體呈現抗利尿作用，而對水腫狀態的機體則顯示利尿作用。

二、五苓散對消化系統的作用

五苓散對排便具有雙向調節作用，常加味治療便祕或泄瀉。現代應用經方五苓散，透過利尿方法治療多種原因導致的腹瀉，都有較好的療效。

三、五苓散對心血管系統的作用

高血壓是最常見的心血管病之一，選用安全、有效且價廉的抗高血壓藥物以滿足長期使用十分必要。利尿藥一直被WHO推薦為治療高血壓的首選藥物之一，但長期應用後導致的電解質紊亂是其難以克服的不良反應。五苓散源自漢代張仲景的《傷寒雜病論》，藥用茯苓、澤瀉、桂枝、豬苓、白朮，為溫陽利水、健脾補腎名方，是中藥利水劑的代表方劑。藥理研究證

實，五苓散利水溫和持久而不致電解質紊亂，對腎性高血壓有一定療效。

第二節 主要組成藥物的藥理研究

一、澤瀉

1. 降血糖

楊新波等研究了澤瀉水提醇沉提取物（RAE）對鏈脲佐菌素（STZ）糖尿病小鼠的治療和保護作用，發現 RAE 治療給藥可顯著降低 STZ 糖尿病小鼠的血糖和三酸甘油酯（TG）；防治給藥可明顯對抗 STZ 誘發的血糖升高及胰島組織學改變，並能升高血清胰島素水平。顯示 RAE 對 STZ 糖尿病小鼠有明顯的治療和保護作用。而且，RAE 可使正常小鼠血糖明顯降低，用藥 7 天可使四氧嘧啶小鼠血糖和 TG 降低，還可升高血清胰島素水平及對抗四氧嘧啶誘發的胰澱粉酶降低。此外，RAE 具有明顯的降血糖和降血脂作用，並能保護胰島組織免受損傷，分析 RAE 降低血糖作用與促進胰島素的釋放有關。

2. 降血脂

張春海等比較澤瀉水提物與醇提物對肥胖小鼠血清中總膽固醇（TC）、TG 及高密度脂蛋白－膽固醇（HDL-C）濃度的影響。結果顯示，澤瀉水提物、醇提物均能顯著降低肥胖小鼠模型血清中 TC、TG 的濃度，升高 HDL-C 的濃度。顯示澤瀉水提物和醇提物對肥胖小鼠均有降血脂的作用，但二者對脂代謝的影響沒有顯著的優劣差異。

3. 抑制尿結石形成

在有效部位方面，曹正國等研究了澤瀉不同溶劑提取物對大鼠尿草酸鈣結石形成的影響，認為澤瀉乙酸乙酯浸膏能抑制實驗性高草酸尿症大鼠尿草酸鈣晶體的形成，是澤瀉抑制尿草酸鈣結石形成的有效部位。

4. 抗動脈粥狀硬化

李開軍等研究了澤瀉提取物對高同型半胱胺酸（Hcy）血症家兔血液中全部的同型半胱胺酸（Hcy）、穀胱甘肽、TC、TG 水平的影響，認為澤瀉抗 Hcy 誘導的 As 作用可能與其能升高穀胱甘肽水平有關。而張力華等研究了澤瀉提取物對 Hcy 血症家兔血液中部分氧化及抗氧化因子的影響。結果顯示，澤瀉提取物可能透過降低 iNO 活性，抑制過氧化，防止 AS 的產生。

二、桂枝

1. 抑菌作用

韓愛霞等將100%桂枝浸出液濾紙片對金黃色葡萄球菌、白色葡萄球菌、綠膿桿菌、變形桿菌、甲型鏈球菌、乙型鏈球菌抑菌作用進行了研究。結果顯示桂枝在體外對以上細菌均有明顯的抑菌作用。

2. 抗炎、抗過敏作用

桂枝精油對急慢性和免疫損傷性炎症均有顯著的拮抗作用，其作用與抑制花生四烯酸代謝、影響炎症介質生成及抗氧化等有關。

3. 抗腫瘤作用

桂枝中桂皮醛具有良好的體內體外抗腫瘤效果，其機制主要涉及對腫瘤細胞的細胞毒作用和誘導腫瘤細胞產生凋亡。對體外培養的人皮膚黑素瘤、乳癌、食道癌、子宮頸癌、腎癌、肝細胞瘤細胞的增殖具有良好的抑制作用，在適當劑量範圍內可以保護和恢復荷瘤小鼠的免疫功能；桂皮醛能有效對抗小鼠S-180實體瘤，對人腫瘤細胞發揮細胞毒作用的同時，也能誘導其發生細胞凋亡，且在一定劑量範圍內具有保護和恢復機體免疫功能的作用。桂皮醛對胃癌裸鼠移植瘤模型，以不同濃度腹

腔注射並與 Carboplatin 治療比較，結果顯示桂皮醛體內抗腫瘤作用明顯，其機制與抑制腫瘤細胞增殖、誘導細胞凋亡有關。

4. 抗病毒作用

湯奇等採用雞胚法，觀察桂枝精油和桂皮醛抗流感病毒生長的作用，結果顯示桂枝精油、桂皮醛具有良好的抗流感病毒作用，以治療方式給藥效果相對為優，桂皮醛可能是其抗病毒效應的主要成分之一。

5. 利尿作用

採用含桂枝的五苓散提取液以 0.25g/kg 的劑量對麻醉犬靜脈注射，可使犬尿量明顯增加，單用桂枝（靜脈注射劑量為 0.029g/kg）利尿作用比其他四藥單用顯著，故認為桂枝是五苓散中主要利尿成分之一。

6. 擴張血管、促出發汗作用

現代醫學認為桂枝中主要成分桂皮醛、桂皮酸鈉具有擴張血管、促出發汗的作用，常與麻黃相須為用，以增強全方的發汗解表之功。研究證實桂枝湯具有擴張血管和促出發汗的作用。桂枝乙醇提取物對大鼠離體胸主動脈環的舒張血管作用具有非內皮依賴性，其機制可能與抑制血管平滑肌細胞內質網儲存鈣的釋放有關。

7. 降壓作用

　　桂皮醛靜脈連續給藥後對麻醉大鼠心率、血壓、左心室收縮壓、左心室舒張壓、左心室最大壓力變化速率等血流動力學指標的影響，結果顯示桂皮醛在 120～360mg/kg 劑量範圍內呈劑量依賴性降低。桂皮醛對麻醉大鼠的心率具有顯著抑制作用，對血壓具有降低作用且可能與其對心肌的負性變時、變力效應和舒張血管作用有關。研究亦顯示桂皮醛對氧自由基誘導的自發性高血壓大鼠離體主動脈收縮也有抑制作用。

8. 解熱、解痙鎮痛作用

　　藥理學研究證實，桂枝具有明顯的鎮痛解痙作用，因能作用於大腦感覺中樞，提高痛閾而具有鎮痛效果。唐偉軍等採用熱板法和扭體法觀察桂枝對小鼠熱致痛和醋酸致痛的作用，結果顯示桂枝對熱致痛小鼠可明顯延長其痛閾時間，對小鼠醋酸所致的疼痛，有顯著的拮抗作用，以桂枝醇提液鎮痛明顯，與顱痛定無顯著性差異（$P > 0.05$），桂枝水提液鎮痛效應與顱痛定有顯著差異（$P < 0.05$），顯示桂枝中鎮痛有效成分為醇溶性物質。

9. 鎮靜、抗驚厥作用

桂枝中桂皮醛化合物具有鎮靜和抗驚厥作用。研究顯示小鼠給予桂皮醛後，其自主活動減少，可增加巴比妥類藥物的作用，同時對抗苯丙胺的作用，拮抗士的寧作用，降低菸鹼致驚厥，抑制聽源性驚厥等。

10. 抗血小板聚集、抗凝血作用

研究發現桂皮醛在體外能夠明顯抑制膠原蛋白和凝血酶誘導的大鼠血漿中血小板的聚集，在體內能夠顯著延長小鼠斷尾後的出、凝血時間，減輕大鼠動－靜脈旁路絲線上血栓的質量，說明桂皮醛具有明顯抗血小板聚集和體內抗血栓作用。其機制可能與抑制血栓烷素 A2 的形成，進而抑制血小板聚集有關。

三、茯苓

1. 抗腫瘤作用

陳宏等發現茯苓多糖能增強腫瘤壞死因子活性和自然殺傷細胞活性，腫瘤壞死因子是巨噬細胞分泌的一種多糖，它能直接參與單核細胞對腫瘤細胞的殺傷，且透過抑制基因轉錄活性，特異地降低 mcy 基因 mRNA 的表達水平，使 HLA 的 mRNA 表達水平增高，增強細胞免疫系統尤其是 CTL 活性，間接發揮殺傷腫瘤細胞的作用。

2. 保肝作用

茯苓中茯苓醇、茯苓多糖和茯苓三萜均有保肝作用，其中茯苓醇主要是促進肝內膠原纖維降解與重吸收，緩解肝硬變結節程度達到保肝效果。茯苓多糖主要是透過抑制 IL-1β、TNF-α 的 mRNA 表達，提高 IL-4mRNA 表達，以免疫調節的方式發揮保肝作用。茯苓三萜則是降低小鼠血清中 AST、ALT 活性達到保肝效果。

3. 利尿作用

劉儒林等推測茯苓有可能是透過增加細胞內 K+ 含量，改變細胞內滲透壓而發揮滲溼利水作用的。

4. 抗衰老作用

羥脯胺酸是真皮內豐富且穩定的胺基酸，其含量能作為膠原纖維含量指標，故羥脯胺酸可以指示皮膚的老化程度，于凌等發現茯苓能透過提高大鼠皮膚中羥脯胺酸的含量，增加真皮內的膠原纖維，發揮延緩皮膚衰老的作用。茯苓中的羥脯胺酸能增加皮膚內的膠原纖維達到延緩皮膚衰老的效果。茯苓多糖和茯苓三萜均是透過增強超氧化物歧化酶活性、降低過氧化酶活性達到抗氧化能力提升的效果，發揮抗衰老的作用。

5. 抗炎作用

茯苓對急慢性炎症均有抑制作用。侯安繼等試驗證明茯苓多糖能抑制棉球造成的大鼠皮下肉芽腫的形成，且小劑量的茯苓多糖能抑制二甲苯造成的小鼠耳腫。汪電雷等研究發現茯苓總三萜能減輕角叉菜膠致使的大鼠足爪腫脹和棉球造成的大鼠肉芽腫，且能明顯抑制二甲苯造成的小鼠耳腫脹和冰醋酸引起的腹腔微血管滲出。

6. 降血脂作用

鄭彩雲透過試驗證明茯苓多糖能夠降低四氧嘧啶誘導糖尿病模型大鼠肝臟中丙二醛含量，增加超氧化物歧化酶，且與糖尿病模型大鼠的血糖呈拮抗關係，與處理濃度和時間呈正相關性，顯示出茯苓多糖具有抗脂質過氧化和降血糖的作用。李驥等透過試驗證明茯苓能降低大鼠血漿內三酸甘油酯、血漿總膽固醇和低密度脂蛋白膽固醇。苗華等透過試驗也證明了茯苓能顯著降低大鼠血清總膽固醇、三酸甘油酯和低密度脂蛋白膽固醇，同時提高低密度脂蛋白膽固醇水平。

7. 增強免疫

鄧媛媛等透過建立小鼠免疫低下模型，證明茯苓調節免疫功能的物質基礎主要為三萜類、水溶性多糖及酸性多糖。楊吉

成等透過試驗證明羧甲基茯苓多糖培養外周血淋巴細胞，IL-2、TNF、IL-6、IFN-γ 效價增高，顯示出羧甲基茯苓多糖對 IL-2、TNF、IL-6、IFN-γ 有較強的促誘生效應。張秀軍等透過試驗證明羧甲基茯苓多糖靜脈注射劑量和體外給藥時對小鼠脾淋巴細胞增殖均有明顯的促進作用，其能提高淋巴細胞和巨噬細胞的功能，發揮增強免疫的作用。

四、白朮

1. 對消化系統的作用

白朮有健脾益氣、調節胃腸運動的功能。張奕強等研究顯示白朮內酯類物質有抑制大鼠胃腸運動的作用，對 Ach 引起的迴腸痙攣、子宮收縮及心臟抑制有顯著的拮抗作用，非競爭性拮抗 His 的致大鼠迴腸痙攣。白朮還可透過影響胃腸道 AchE、SP 陽性神經的分布促進胃腸道運動。現又有研究顯示白朮具有促進腸道菌群中的有益菌雙歧桿菌和乳桿菌的增殖、改善腸道內菌群狀況的功能。

2. 對免疫系統的作用

白朮對免疫系統的作用主要是抗炎、抗腫瘤、抗氧化。白朮中的芹烷二烯酮、蒼朮酮和白朮內酯Ⅰ、白朮內酯Ⅱ、白朮內酯Ⅲ均具有一定的抗炎活性。李翠琴等發現白朮石油醚部位

以及白朮內脂Ⅰ等為其抗炎有效部位和活性成分。白朮能有效抑制腫瘤細胞的生長，其中的白朮內酯和精油是抗腫瘤的活性成分。白朮中的蒼朮酮、白朮內酯Ⅰ和白朮內酯Ⅲ可誘導 HL-60 和 P-388 腫瘤細胞凋亡發揮細胞毒作用。Huang 等發現白朮甲醇提取物能夠誘導人 T 淋巴瘤 Jurkat 細胞、U937 和 HL-60 白血病細胞凋亡，而達到抗腫瘤的作用。

3. 對泌尿系統的作用

白朮屬植物具有利尿作用，其主要活性成分為蒼朮酮，它可強烈抑制 Na+、K+-ATP 酶的活性，從而減少該輸送功能提供細胞內 Na+、K+ 的交流。白朮水煎液單次給藥對正常小鼠不表現出利尿作用，但中、高劑量白朮水煎液灌胃卻表現出一定的抗利尿作用。

4. 其他作用

白朮有降血糖的作用。白朮糖複合物 AMP-B 能顯著降低四氧嘧啶糖尿病大鼠血糖水平，減少糖尿病大鼠的飲水量和耗食量。白朮甲醇提取物具有抑制大鼠腸道內 α-葡萄糖苷酶的活性。白朮精油能夠透過降低重複性刺激引起的乙醯膽鹼的再生釋放對抗 Neostigmine 誘導的神經肌肉障礙，研究顯示與 β-桉油醇有關。此外，白朮可以維持妊娠期間子宮平滑肌細胞的靜息狀態以預防早產。白朮還有抗凝血、鎮靜等作用。

五、豬苓

1. 利尿

豬苓煎劑相當於生藥（0.25～0.5）g/kg，靜脈注射或肌內注射，對不麻醉犬具有比較明顯的利尿作用，並能促進 Na、K、Cl 等電解質的排出。這可能是其抑制腎小管重吸收的結果。

2. 抗腫瘤作用

從豬苓菌核中分離得水溶性葡萄糖，藥理實驗證明能明顯地抑制小鼠肉瘤 S-180 的生長，並證明最合適的劑量為每日（0.25～1）mg/kg。對荷肝癌 H22 小鼠肝臟糖代謝和腎上腺皮質功能的作用研究顯示豬苓多糖有「適應原」作用，這可能是其抗腫瘤作用的一個藥理基礎。對實驗性膀胱腫瘤有抑制作用：雌性大鼠給予致癌劑 BBN 溶液 0.25ml（90mg）灌胃，每週 2 次，12 週，每隻 BBN 總劑量為 2.16g；同時以豬苓乾粉 90g/kg 餵養，30 週後處死。結果顯示豬苓對 BBN 膀胱癌的發生具有較顯著的抑制作用，而無明顯不良反應。

3. 抗誘變作用

張輝等利用豬苓多糖對環磷醯胺誘發小鼠體內骨髓紅血球的微核試驗結果顯示，豬苓多糖對環磷醯胺所產生的微核有一

定的抑制作用,能降低環磷醯胺的致突變功效,並抑制突變細胞的有絲分裂,減少微核的產生,穩定和促進 DNA 的修復,具有抗誘變作用。

4. 抗菌作用

豬苓的醇提取液對金黃色葡萄球菌、大腸桿菌有抑制作用。

第二章

經方臨床應用研究

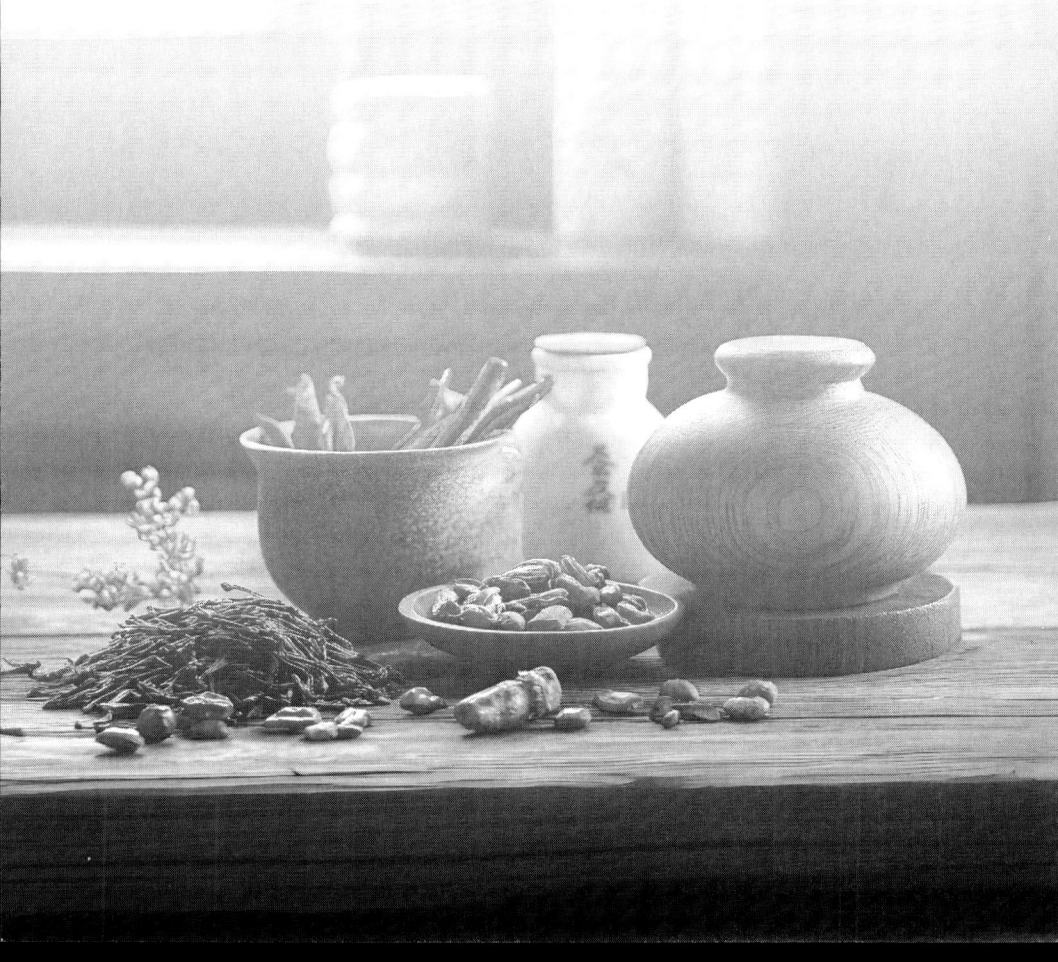

第一節　五苓散衍方概述

五苓散為醫聖張仲景所創，見於《傷寒論》及《金匱要略》。歷代醫家都很重視對本方的研究和應用，在各方面都有較大發展。後世在該方的基礎上加減變化，更是多得難以計數。

加茵陳、木通、滑石、黃芩、黃連等清熱祛濕藥，以治濕與熱合者，如《衛生寶鑑》卷17用其加滑石、琥珀、炙甘草（以桂心代桂枝），名茯苓琥珀湯，治濕熱內蘊、小便頻數、臍腹脹痛、腰腿沉重等。

加滑石、石膏等祛暑利濕藥，以治暑濕為患者，如《皇帝素問宣明論方》卷6用其加石膏、滑石、寒水石、炙甘草（以肉桂代桂枝），名桂苓甘露飲，治中暑受濕、頭痛發熱、煩渴引飲、霍亂吐下、腹痛滿悶、小兒吐利等。

加乾薑、蒼朮等溫化寒濕藥，以治濕與寒結者，如《備急千金要方》卷10用其減豬苓加乾薑、杜仲、牛膝、甘草（以桂心代桂枝），名腎著散，治身體重、腰中冷、如水洗狀、不渴、小便不利等。

《醫方集解·利濕之劑》用其加蒼朮，名蒼桂五苓散，治寒濕證。

加車前子，平胃散等祛濕藥，以治濕濁壅盛者，如《丹溪心法》卷4用其與平胃散相合，名胃苓湯，治傷濕停食、脘腹脹

悶、小便短少等。

加羌活、防風、柴胡等祛風解表藥，以治兼表證者，如《景岳全書・古方八陣》卷 54 用其加羌活，各加味五苓散，治風淫寒淫、淫盛身痛、小便不利、體痛發熱等。

加人參、麥冬、阿膠等扶正固本藥以治兼正虛者，如《證治要訣類方》卷 1 用其加人參，名春澤湯，治傷暑氣虛等。

加厚朴、陳皮、川楝子、小茴香等理氣導滯藥，以治兼氣滯者，如《醫宗金鑑・雜病心法要訣》卷 42 用其加川楝子、小茴香，名茴楝五苓散，治膀胱水疝、小便不利等。

《太平惠民和劑局方》卷 2 用其加辰砂以安神定志（以赤茯苓代茯苓，肉桂代桂枝），名辰砂五苓散，治頭痛發熱、心胸鬱悶、唇口乾焦、神志昏沉等。

《丹溪心法》卷 2 減桂枝名四苓散，治脾虛淫盛、水瀉、小便短少等。

第二節　衍方各論及名醫驗案

一、茵陳五苓散

方源：《金匱要略》

組成：茯苓，豬苓，澤瀉，白朮，桂枝，茵陳末十分。

功效：利溼退黃。

主治：溼熱黃疸，溼重於熱，見小便不利者。

方解：本方具有清熱利溼退黃之功，主治溼熱黃疸而溼重於熱者。症見身目俱黃、小便不利、頭重身困、胸脘痞滿、口淡不渴、惡油膩、腹脹便溏、舌苔黃膩或淡黃、脈濡稍弱或濡緩等。方中茵陳苦寒，入肝膽，清熱利溼退黃，為黃疸必用之品，五苓散利水滲溼。

醫案精選（胡希恕）

◎案

費某，男，46歲。1985年8月20日初診。1961年發現急性黃疸型肝炎，不斷治療，病情反覆。近6個月來，出現腹脹、腹水，某醫院查有食道胃底曲張、脾大，診斷為肝硬化腹水，服西藥症狀反而加重，而求中醫治療。症見：腹脹甚，胸脅滿，納差，噯氣，頭暈眼花，口乾稍苦，有時鼻衄，舌苔白，脈沉弦滑。中醫診斷為鼓脹。辨證為血虛水盛、鬱久化熱。治以養血利水。方用小柴胡茵陳湯、當歸芍藥散合五苓散加減。

處方：柴胡12g，桂枝9g，黃芩9g，天花粉12g，茵陳24g，乾薑6g，炙甘草6g，生牡蠣9g，當歸9g，川芎9g，白芍9g，蒼朮9g，澤瀉15g，茯苓12g，生地黃炭9g，阿膠9g。14劑，每日1劑，水煎服。

二診：9月4日。口苦咽乾已，鼻衄未作，腹脹稍減，改服茯苓飲、當歸芍藥散合五苓散加減。

處方：茯苓 12g，黨參 9g，枳殼 9g，陳皮 30g，蒼朮 9g，當歸 9g，白芍 9g，川芎 6g，桂枝 9g，砂仁 9g，木香 9g，大腹皮 9g，木瓜 9g。

上藥加減 5 個月餘，腹脹腹滿已不明顯，下肢水腫消，腹水明顯減少。囑其回原籍繼續服藥，並加服鱉甲煎丸，以圖進一步好轉。

◎案

某，男，26 歲。1990 年 7 月 12 日初診。自述噁心，納呆，尿黃，眼球黃 20 餘日，雖經西醫藥打點滴治療，但效果不佳。現症：神疲乏力，右脅脹疼，中脘悶窒，小便澀少呈濃茶色，大便溏而不爽，舌苔厚而滑膩，脈濡。肝功能：黃疸指數（Ⅱ）40 單位，**麝香草酚濁度試驗（TTT）26 單位，硫酸鋅濁度（ZnT）22 單位，麩丙轉胺酶（GPT）200 單位**。體格檢查：皮膚、鞏膜黃染，肝區叩擊痛（＋＋），腹軟，肝肋下一橫指，脾未觸及。中醫診斷為黃疸。辨證為溼熱鬱滯、溼勝於熱。治以利溼化濁、清熱退黃。方用茵陳五苓散加減。

處方：豬苓 15g，澤瀉 15g，白朮 12g，茯苓 20g，茵陳 30g，澤蘭 15g，車前子 15g（包煎），鬱金 10g。5 劑，每日 1 劑，水煎服。

二診：7 月 18 日。述服藥後尿量增多，尿色轉淡，精神好轉，食慾增加，效不更方，原方繼服 10 劑。

三診：7月24日。黃疸消退，小便清，大便成形，納穀大增，複查肝功能已正常。囑其用茵陳、大棗、白茅根水煎代茶飲，以清餘邪。

按《金匱要略·黃疸病脈證并治》「諸病黃家，但利其小便」。此條提出了治療黃疸病的大法應以清熱利溼、通利小便為主。此例患者為急性黃疸型肝炎，中醫辨證為溼熱內蘊，溼勝於熱，由於溼遏熱壅，膽汁不循常道，溢於肌膚，故身目俱黃。溼困脾胃，濁邪不化，脾胃運化功能受阻，故嘔惡、厭食、腹脹便溏。五苓散中澤瀉、豬苓、茯苓淡滲利溼，白朮苦溫，健脾運溼，桂枝辛溫，通陽化氣行水。茵陳清熱化溼，澤蘭活血利水，鬱金開鬱止痛，諸藥合用則利溼化濁，解鬱清熱，使體內溼有去路，熱無所附則溼熱之邪自解，黃疸自除，因方證合拍，故病癒也速。

二、四苓散

方源：《丹溪心法》

組成：白朮，茯苓，豬苓各一兩半，澤瀉二兩半。

功效：健脾利溼。

主治：溼傷脾胃，大便溏薄，小便不利。

脾胃運化失常，故溼生於內，令人溏泄；溼併於膀胱，膀胱氣化失常，故小便不利。方中白朮燥溼健脾，茯苓淡滲利溼，豬苓助茯苓利水滲溼，且力更強，澤瀉甘淡滲溼利水作用與茯苓

相似。方中茯苓、豬苓、澤瀉三藥皆有利小便之功，可使水溼之邪從小便而出。

醫案精選

◎案

李某，男，56歲，公務員。患者罹患「慢性肝炎」8年餘，1年前出現鼓脹，並經某醫院相關各項檢查確診為肝硬化腹水。近1週來午後低熱，口乾發苦，嘔惡納差，脘痞腹脹，尿少而赤，大便不爽，前來診治。症見：患者膚色萎黃，白睛黃染，面浮肢腫，腹大如鼓，查舌邊尖紅，苔黃膩，脈弦細而數。中醫診斷為鼓脹。辨證為溼熱蘊結、氣鬱水聚。治以清熱利溼、行氣逐水。方用茵陳四苓散加減。

處方：茵陳30g，炒白朮12g，陳皮12g，炒枳實12g，厚朴12g，炒梔子10g，炒黃柏10g，鬱金10g，茯苓20g，車前子20g（包煎），澤瀉15g，檳榔15g。3劑，每日1劑，水煎取汁，分早、晚服。

二診：患者每日尿量由原800ml減少至500ml，腹脹益甚，餘症未減，舌苔脈象同前，證係水溼瀰漫三焦，遂改從肺論治，方仿麻黃連翹赤小豆湯化裁。

處方：炙麻黃6g，連翹15g，陳皮15g，赤小豆30g，茵陳30g，杏仁10g，藿香10g，炒梔子10g，炒黃柏10g，厚朴12g，炒蒼朮12g，炒白朮12g，桑白皮12g，澤瀉12g，茯苓皮20g，大腹皮20g。5劑，每日1劑，水煎服。

三診：患者述服藥後尿量即增至 1,200ml，藥盡後腹水消去大半，服原方 20 劑，諸症基本袪除。再仿參苓白朮散化裁，調理善後。

按本例鼓脹因忽視肺為水之上源，單純從肝論治，不知從肺著手之誤。初從肝論之而無效，後從肺治而奏功，其因何在？客觀地說，本案若單憑臨床症狀，從肺辨證依據不足，而其正誤得失，均在於對病位與病機認知的偏差。根據「肺為水之上源」、「諸氣鬱，皆屬於肺」之論述，蓋肺氣得以宣肅，非但可馴橫逆之肝氣，而且可和中焦之脾氣，使清氣升，濁氣降，出納有節，內聚之水溼自然得以排除，這就是我們常說的「提壺揭蓋利水」之法。

三、胃苓湯

方源：《丹溪心法》

組成：茯苓，豬苓，澤瀉，白朮，桂枝，蒼朮，厚朴，陳皮，甘草。

功效：袪溼和胃，行氣利水。

主治：傷溼停食，脘腹脹悶，小便短少。

胃苓湯為五苓散和平胃散合方，取五苓散利水滲溼，平胃散燥溼運脾，行氣和胃，共奏袪溼和胃，行氣利水之功。

醫案精選

◎案

甄某，女，36 歲。1996 年 5 月 8 日初診。患十二指腸壅積症已 5 年之久，時有脘滿納呆，噯氣吐涎，近日加重。5 月 5 日行上消化道鋇劑 X 光攝影複查，於十二指腸部見鋇劑通過受阻，受阻腸管有逆蠕動，符合十二指腸壅積症診斷。症見：嘔吐清稀痰涎夾少量食物，稍食即脘腹脹滿，朝食暮吐，暮食朝吐，惡聞食氣，但欲飲水，水入即吐，溲少不利。舌淡苔白水滑，脈沉弦略滑。中醫診斷為反胃。辨證為脾失健運、水飲停蓄、氣化不利。治以健脾利溼、化氣行水、降逆消食。方用胃苓湯加味。

處方：白朮 12g，茯苓 10g，豬苓 10g，澤瀉 6g，桂枝 6g，蒼朮 10g，厚朴 15g，焦神曲、焦麥芽、焦山楂各 10g，陳皮 10g。3 劑，每日 1 劑，水煎分 2 次服。

二診：3 劑後嘔吐即止，小溲通利，脘腹脹滿亦輕。但仍食少納呆，水入脘滿。此乃脾運初健，而中焦水食尚未盡化。上方去豬苓以防滲利日久傷陰，增焦檳榔 6g，雞內金 10g 以消積下水。繼服 5 劑。

三診：服上方 5 劑後，飲食增加，白苔已化，精神轉佳。乃以上方藥研細末，裝入胃溶空心膠囊，每粒 0.5g，每服 3 粒，每日 3 服，連服 1 個月。半年後隨訪，舊恙未發。

按本病雖為反胃，但脾失健運、水飲停蓄、氣化不利之理與太陽病蓄水證如出一轍。只是本證水蓄中焦、兼夾停食而致氣機不利，故見嘔吐、脹滿、厭食、水逆、小便不利等症。以胃苓湯方健脾滲濕、通陽化氣為主，並據兼症之不同先後佐焦神曲、焦麥芽、焦山楂、陳皮、檳榔、雞內金以行氣消食、化積下水而獲良效。

四、茯苓琥珀湯

方源：《衛生寶鑑》

組成：茯苓半兩去皮，豬苓半兩去皮，澤瀉一兩，白朮半兩，桂枝三錢去皮，琥珀半兩，滑石七錢，炙甘草三錢。

主治：濕熱內蘊，小便頻數，臍腹脹痛，腰腳沉重。

方解：《名醫類案》：中書右丞合剌合孫，病小便數而少，日夜約至二十餘行，臍腹脹滿，腰腳沉重，不得安臥。至元癸未季春，羅奉旨治之，診視脈得沉緩，時時帶數。常記小便不利者有三，不可一概而論。若津液偏滲於腸胃，大便泄瀉，而小便澀少，一也，宜分利而已；若熱搏下焦津液，則熱澀而不行，二也，必滲泄則癒；若脾胃氣澀，不能通利水道，下輸膀胱而化者，三也，順氣令施化而出也。今右丞平素膏粱，濕熱內蓄，不得施化，膀胱竅澀，是以起數而少見也，非滲泄分利，則不能快利，遂處一方，名曰茯苓琥珀湯。《內經》曰：甘緩而淡滲。熱搏津液內蓄，臍腹脹滿，當須緩之、泄之，必以

甘淡為主，遂以茯苓為君。滑石甘寒，滑以利竅；豬苓、琥珀之淡，以滲泄而利水道，故用三味為臣。脾惡溼，溼氣內蓄，則脾氣不治，益脾勝溼，必用甘為助，故以甘草、白朮為佐。鹹入腎，鹹味下泄為陰，澤瀉之鹹，以瀉伏水；腎惡燥，急食辛以潤之，津液不行，以辛散之，桂枝味辛，散溼潤燥，此為因用，故以二物為使。煎用長流甘瀾水，使下助其腎氣，大作湯劑，令直達於下而急速也。兩服減半，旬日良癒。

醫案精選（劉渡舟）

◎案

趙某，男，46 歲。患肝硬化腹水，腹脹如甕、大便祕結不暢、小便點滴不利。中西醫屢治無效，痛苦萬分，自謂必死無救。切其脈沉弦有力，舌苔白膩而潤。觀其人神完氣足，病雖重而體力未衰。如果遲遲坐視不救，挽留水毒而不敢攻下之，醫之所誤也。劉渡舟教授辨為肝硬化腹水之實證。邪氣有餘，正氣不衰。治以祛邪以匡正。方用桂枝湯減甘草合茯苓琥珀湯。

處方：甘遂 10g，沉香 10g，琥珀 10g，澤瀉 20g，梔子 10g，茯苓 30g，枳實 5g，麝香 0.15g。上藥共研細末，裝入膠囊中，每粒重 0.4g，每次服 4 粒，晨起空腹用桂枝 10g，芍藥 10g，生薑 10g，大棗 20 枚煎湯送服。

服藥後，患者感覺胃腸翻騰，腹痛欲吐，心中懊憹不寧。未幾則大便開始瀉下，至兩三次之時，小便亦隨之增加。此時腹脹減輕，如釋重負，隨後能睡臥休息。時隔兩日，切脈驗

舌，知其腹水猶未盡，照方又進一劑，大便作瀉三次，比上次藥更為暢快，腹圍減少，肚脹乃安。此時患者唯覺疲乏無力，食後腹中不適，切其脈沉弦而軟，舌苔白膩變薄。改用補中益氣湯加砂仁、木香補脾醒胃。或五補一攻，或七補一攻，小心謹慎治療，終於化險為夷，死裡逃生。

　　按肝硬化腹水是一個臨床大證。若圖為消除腹水與腫脹，概用峻藥利尿，雖可暫時減輕痛苦，但時間一長，則利尿無效，水無從出，患者鼓脹反而會加重，甚至導致死亡。劉渡舟教授治此病，不急於利水消脹，而是辨清寒熱虛實然後為之。本案肝硬化腹水出現小便黃赤而短、大便祕結不通、腹脹而按之疼痛、神色不衰、脈來沉實任按、舌苔厚膩，乃是溼熱積滯，肝不疏泄，脾腎不衰的反映。此時可考慮攻水消脹的問題，用桂枝湯去甘草合消水丹。消水丹為近代醫人方，內有甘遂與枳實，破氣逐水，以祛邪氣。然畢竟是臨床大證，利之過猛，恐傷正氣，故此合桂枝湯。用桂枝護其陽；芍藥以護其陰；生薑健胃以防嘔吐；大棗用至20枚之多，以監甘遂之峻驅，又預防脾氣胃液之創傷，具有「十棗湯」之義。去甘草者，以甘草與甘遂相反之故也。本方祛邪而不傷正，保存了正氣，則立於不敗之地。

五、桂苓甘露飲

方源：《宣明論方》

組成：茯苓，豬苓，澤瀉，白朮，肉桂，滑石，石膏，寒水石，炙甘草。

主治：中暑受溼，頭痛發熱，煩渴引飲，小便不利。

醫案精選
◎案

高某，男，17歲。2006年7月12日初診。患者於2006年6月初出現不明原因發熱，T 37.5～38.5℃，上午輕，下午發熱加重。曾在某綜合醫院住院治療半月，多項檢查未見異常，抗生素及中藥治療無效，遂休學回家接受中醫治療。症見：發熱，T 38.5℃，伴口乾，乏力，食慾不振，小便黃，大便溏，每日2～3次，舌紅，苔白膩，脈濡數。結合發病季節，中醫診斷為暑溼證。辨證為溼熱內蘊。治以清暑解熱、化氣利溼。方用三仁湯合藿朴夏苓湯加減治療半月，藥後大便轉正常，食慾好轉，但發熱不退，遂改用桂苓甘露飲加味。

處方：茯苓、澤瀉、豬苓各15g，甘草6g，白朮12g，肉桂3g，石膏、滑石、寒水石、蘆根各30g，佩蘭、青蒿各10g。每日1劑，水煎服。

共用此方加減出入治療10天，患者體溫降至正常，諸症消失，恢復上學。

按本案患者長期發熱，反覆檢查，不明原因，中西醫治療不效。但根據症狀特點，結合季節，仍認為是暑溼證，用三仁湯合藿朴夏苓湯不效，在於二方芳化有餘，清解之力不足。後用桂苓甘露飲加味，清暑解熱，化氣利溼。

六、附子五苓散

方源：《朱氏集驗醫方》

組成：茯苓，豬苓，澤瀉，白朮，桂枝，附子。

主治：陽氣不足，寒溼內阻，水飲內停，翻胃吐食等。

醫案精選

◎案

某，女，36歲。2011年8月5日初診。患者以「反覆尿頻、尿急、尿痛1年半」為主訴就診。患者多次在某醫院婦科、泌尿外科就診，行婦科檢查、特殊感染檢查、膀胱鏡檢查、超音波檢查、尿動力學檢查、腎血管造影檢查、大生化檢查無異常；尿液培養曾1次發現大腸桿菌菌落超標，3次尿液培養陰性，尿液支原體培養陰性；多次尿液全檢見少量脫落細胞，3次尿液常規高倍鏡下有0～10個白血球。患者曾多次採用抗感染治療，使用過頭孢類、大環內酯類、喹諾酮類、抗真菌類等藥物，療效不佳，遂求治中醫。症見：尿頻、尿急、尿痛、腰困重乏力，三部脈細緩，雙尺脈沉，舌淡紫，苔薄白。中醫診斷為淋證。

辨證為陽虛膀胱氣化不利。治以溫陽化氣、通利小便。方用五苓散加減。

處方：製附子 15g，茯苓 30g，澤瀉 10g，豬苓 10g，桂枝 18g，生白朮 30g，磁石 7g，生甘草 12g。3 劑，不分包久煎 1.5 小時，煎煮 1 次，分 2 次飯前服用。

二診：8 月 11 日。症狀全部消失，患者述服用第 1 劑後略感胸悶，服第 2 劑自覺周身輕快，下尿路症狀大減，服第 5 劑症狀全部消失，精神好轉。

七、茴楝五苓散

方源：《醫宗金鑑》

組成：茯苓，豬苓，澤瀉，白朮，桂枝，小茴香，川楝子。

主治：膀胱疝、小便不利等。

醫案精選

◎案

白某，男，63 歲。1998 年 10 月 21 日初診。1 週前無明顯誘因而覺陰癢不適，隨即出現陰囊腫脹潮濕。在醫院泌尿科診為鞘膜積液，抽水治療後緩解。但 3 天後即復發，且陰囊腫脹急遽增大，因懼怕手術而轉求中醫。症見：陰囊水腫濕冷，狀如拳頭，口淡不渴，脘腹痞滿，小便不利，小腹墜脹拘急，苔白，脈弦。中醫診斷為水疝。辨證為濕滯傷脾、氣化不利、水

溼下注陰器。治以健脾化溼、溫經行水。方用茴楝五苓散加減。

處方：豬苓15g，茯苓12g，澤瀉10g，白朮15g，桂枝12g，小茴香12g，烏藥10g。5劑，每日1劑，水煎服。

二診：服上藥5劑後，陰囊水腫消退大半，癢感亦減，脘舒溲暢。藥中病所，效不更方，原方再進5劑，諸症若失。改投金匱腎氣丸6g，每日2次，連服2週鞏固療效。隨訪8個月未復發。

按此例病為水疝，然其病機仍為脾失健運、氣化不利、水溼內停；水溼下流陰囊故見囊腫墜脹；下焦氣化失常則小便不利。方用豬苓、茯苓、澤瀉滲溼利水，白朮健脾，桂枝、小茴香、烏藥溫通經脈、行氣消疝；藥證相合，取效甚捷。但患水疝之人，平素多有腎虛下寒之痼疾，故以金匱腎氣丸補腎溫陽而扶正禦邪。異病同治，是中醫辨證求本的具體方法之一。

八、春澤湯

方源：《奇效良方》

組成：茯苓，豬苓，澤瀉，白朮，桂枝，人參，麥冬，柴胡。

主治：伏暑發熱，煩渴引飲，小便不利。

醫案精選（熊繼柏）
◎案

胡某，女，42歲，上班族。2002年3月7日初診。患者訴

在 1 個月前，某日下午 7 時開始與朋友們打牌，直至次日凌晨 1 時許。由於當晚興致特別高，其間只顧喝茶水，竟忘如廁小便，下牌桌後方覺少腹甚脹，小便急迫，慌忙如廁小便。但排完小便之後，仍覺少腹膀胱部脹滿不舒。次日，其少腹脹滿不舒逐漸明顯，且每次解小便之後，仍覺小便未淨，以致頻頻如廁，小便次數明顯增多，白日尚可忍受，迨至夜晚則因小便次數過多而嚴重影響睡眠。如果強忍不尿，甚則小便自遺。經醫院檢查，診斷為膀胱炎。但經用中西藥治療月餘，其少腹脹滿、小便頻數均未見減輕。症見：患者精神明顯疲乏，舌淡、苔薄白而滑，脈細緩。中醫診斷為淋證。辨證為氣化不利、膀胱蓄水。治以化氣利水、兼以益氣。方用春澤湯加減。

處方：黨參 20g，炒白朮 10g，茯苓 15g，豬苓 10g，澤瀉 10g，桂枝 6g，烏藥 10g。7 劑，每日 1 劑，水煎服。

二診：3 月 14 日。訴少腹脹滿明顯減輕，小便頻數亦顯減。舌脈如前。擬前方再進。

處方：西洋參 10g，炒白朮 10g，茯苓 15g，豬苓 10g，澤瀉 10g，桂枝 5g，烏藥 10g。7 劑，每日 1 劑，水煎服。

旬日之後，患者前來告知，諸症悉癒，精神轉佳。

按《素問·靈蘭祕典論》云：「膀胱者，州都之官，津液藏焉，氣化則能出矣。」《素問·宣明五氣篇》又云：「膀胱不利為癃。不約為遺溺。」小便的排泄正常與否，取決於膀胱的氣化功

能。本案患者因忍尿過度，使膀胱的氣化功能受損，出現少腹脹滿，小便頻數。甚則小便自遺。此與《傷寒論》所指膀胱蓄水證相似，《傷寒論》之蓄水證，是由外受寒邪傷及膀胱，影響氣化，造成蓄水。而本案病症是由忍尿過度傷及膀胱，影響氣化而為蓄水，二者病因不同，病機則一。

參考文獻

[01] 張仲景。傷寒論 [M]，2005

[02] 張仲景。金匱要略 [M]，2005

[03] 李飛。方劑學（上下）[M]，2011

[04] 聶惠民。長沙方歌括白話解（第 3 版）[M]，2013

[05] 南京中醫藥大學。傷寒論譯釋（第四版）[M]，2010

[06] 李克光。金匱要略譯釋（第二版）[M]，2010

[07] 呂永贇。五苓散方證研究 [D]，2008

[08] 黃煌。中醫十大類方（第三版）[M]，2010

[09] 黃煌。藥證與經方──常用中藥與經典配方的應用經驗解說 [M]，2008

[10] 高學敏。中藥學（上下）[M]，2000

[11] 顧觀光。神農本草經 [M]，2007

[12] 張志聰。本草崇原 [M]，2008

[13] 陳士鐸。本草新編 [M]，2008

[14] 吳儀洛。本草從新 [M]，2013

[15] 張璐。本經逢原 [M]，2015

[16] 賈所學。藥品化義 [M]，2013

參考文獻

[17] 陶弘景。名醫別錄（輯較本）[M]，2013

[18] 張山雷。本草正義 [M]，2013

[19] 汪昂。本草易讀 [M]，2015

[20] 許蘭蘭。五苓散治療內科雜病驗案 4 則 [J]，2015

[21] 張磊。五苓散合真武湯加減治療心力衰竭體會 [J]，2010

[22] 陳培城。古方驗案二則 [J]，1996

[23] 楊仕平。生脈五苓散合腎氣丸治療肺心病 1 例 [J]，1996

[24] 馮勇。中醫十大名方妙用五苓散 [M]，1998

[25] 李夏鳴。桃紅四物湯合五苓散加減治療膝關節積血二例 [J]，1986

[26] 蒙旭榮。葛根芩連湯合五苓散治療小兒秋季腹瀉 60 例 [J]，1984

[27] 程廣里。五苓散合六味地黃湯加味治療中心性視網膜脈絡膜炎 [J]，1985

[28] 盧祥之。國醫聖手胡希恕經驗良方賞析 [M]，2013

[29] 繆錫民，占雅琴。五苓散加味配合腹水超濾回輸治療難治性腹水 46 例 [J]，2005

[30] 張玲。經方治療小兒病症驗案 3 則 [J]，2012

[31] 蘭茂。滇南本草 [M]，1975

[32] 汪受傳。中醫兒科學 [M]，2008

[33] 陳潔，姚玉芳。運用五苓散化裁治療兒科病 4 則 [J]，2015

[34] 于伯圭。五苓散治癒小兒遺尿 [J]，1985

[35] 于海豔，金東明。治療頑固性眩暈驗案 [J]，2012

[36] 魏東。五苓散臨床應用體會 [J]，2012

[37] 文秀華。五苓散治療老年病臨床應用舉隅 [J]，2015

[38] 吳小囡，金季玲。治療經行浮腫臨床經驗 [J]，2012

[39] 劉新敏。經方治療婦科病驗案舉隅 [J]，2012

[40] 張寧君。經方五苓散加減治療殘留卵巢症候群醫案報告 [J]，2013

[41] 周淳。六經辨證治療腰椎管狹窄症 [J]，2012

[42] 袁芬，李成銀。巴元明治療尿路結石經驗 [J]，2012

[43] 盧祥之。國醫聖手胡希恕經驗良方賞析 [M]，2013

[44] 于月書。春澤湯治療老年男性病驗案 2 則 [J]，2012

[45] 文秀華。五苓散治療老年病臨床應用舉隅 [J]，2014

[46] 謝作鋼，馮世綸。運用經方治療男科疾病的經驗 [J]，2012

[47] 劉泰。活血利水法治療腦出血研究概況 [J]，2012

[48] 龔莉。陳瑞春運用五苓散治療汗證經驗 [J]，2014

[49] 宋永剛。經方臨證感悟 [M]，2014

[50] 唐燕。五苓散醫案四則 [J]，2014

參考文獻

[51] 張晶卓。五苓散合五皮飲加減治療水腫的臨床研究 [J]，2012

[52] 黃延芳。五苓散治療水腫驗案一則 [J]，2016

[53] 胥曉芳。五苓散治療風溼病臨床應用體會 [J]，2012

[54] 方書才。五苓散治療類風溼關節炎療效觀察 [J]，2013

[55] 郝滿霞。五苓散治療痛風症的臨床觀察 [J]，2012

[56] 謝慧君。加味五苓散干預脾虛痰濁型血脂異常的臨床觀察 [J]，2013

[57] 延亮。五苓散加味治療單純性肥胖症合併脂代謝異常的臨床觀察 [J]，2015

[58] 胡燕。茵陳五苓散利水滲溼治療高脂血症 [J]，2012

[59] 申香蓮。五苓散加減聯合瑞格列奈治療肥胖型 2 型糖尿病療效觀察 [J]，2016

[60] 黃翌。五苓散聯合瑞格列奈治療肥胖型 2 型糖尿病臨床分析 [J]，2014

[61] 楊劍東。茵陳五苓散治療早期糖尿病經驗總結 [J]，2012

[62] 尚祥嶺。五苓散治療糖尿病神經原性膀胱臨床價值探析 [J]，2015

[63] 雷宏強。黃耆五苓散治療糖尿病腎病療效觀察 [J]，2013

[64] 李夏林。小青龍湯合五苓散加減治療慢性鼻炎臨床療效觀察 [J]，2014

[65] 鍾立仁。真武湯合五苓散治療慢性阻塞性肺疾病急性加重期臨床研究 [J]，2012

[66] 郭文棟。五苓散在老年肺心病失代償期的臨床應用 [J] 2013，

[67] 劉建園。五苓散治療遺精一則 [J]，2015

[68] 邱麗。陳國權教授皮膚病驗案 4 則 [J]，2012

[69] 姜琨。五苓散加減方治療紅皮病雙下肢水腫 1 例 [J]，2012

[70] 吳玉仙。五苓散臨床應用三則 [J]，2012

[71] 董野。帶狀皰疹解析 [J]，2012

[72] 賴火龍。五苓散皮科應用體會 [J]，2014

[73] 李凱。五苓散加減治療伴有水腫症狀的皮膚病 4 例 [J]，2013

[74] 常燕磊。袁紅霞運用五苓散治療外科疾病驗案兩則 [J]，2013

[75] 陳云云。從五苓散治療便祕看膀胱的氣化作用 [J]，2013

[76] 胡慧良。五苓散治驗三則 [J]，2015

[77] 黃煌。經方的魅力 [M]，2011

[78] 周曉虹。臨證運用五苓散雙向調治辨析 [J]，2016

[79] 李波。慢性泄瀉驗案一則 [J]，2015

參考文獻

[80] 溫桂榮。五苓散治療雜病探微 [J]，2012

[81] 祝玉清。真武湯聯合五苓散治療脾腎陽虛型肝硬變腹水臨床研究 [J]，2016

[82] 古偉明。安絡化纖丸聯合五苓散治療肝硬化門脈高壓臨床觀察 [J]，2012

[83] 浦瓊華。尤建良教授治療大腸癌經驗 [J]，2012

[84] 王振華。陳陽春應用五苓散治療水腫經驗 [J]，2016

[85] 常瑞利。五苓散加減治療充血性心力衰竭臨床研究 [J]，2015

[86] 李志福。五苓散治療頑固性心力衰竭的臨床效果觀察 [J]，2014

[87] 陳銳。微創血腫清除術合五苓散治療高血壓基底節腦出血療效觀察 [J]，2016

[88] 畢于鑫。五苓散治療高血壓病驗案 1 則 [J]，2015

[89] 鍾志明。血府逐瘀湯合五苓散治療缺血性心肌病臨床觀察 [J]，2012

[90] 田玲。超音波乳化聯合中西醫結合治療白內障術後角膜水腫的臨床研究 [J]，2012

[91] 袁紅霞。運用五苓散治療外科疾病驗案兩則 [J]，2013

[92] 劉婷婷。複方血栓通膠囊聯合五苓散加減在糖尿病視網膜病變圍光凝期的應用 [J]，2013

[93] 周劍。五苓散合二陳湯治療視網膜靜脈阻塞繼發黃斑水腫 [J]，2013

[94] 張林平。中藥五苓散加味治療糖尿病黃斑水腫的臨床分析糖尿病 [J]，2014

[95] 林小鋒。梁金池五苓散對泌尿消化免疫系統作用的藥理研究概況 [J]，2008

[96] 黃海，張玉珊。加味茵陳五苓散對高尿酸血症大鼠黃嘌呤氧化酶活性的調節作用 [J]，2010

[97] 韓宇萍，王寧生，宓穗卿。五苓散對阿黴素型腎病症候群大鼠治療作用的實驗研究 [J]，2003

[98] 鞏昌鎮，馬曉北。五苓散 [M]，2009

[99] 李岩，麻樹人，田代真一。五苓散對小鼠胃排空及小腸推進功能的影響 [J]，1997

[100] 馬小娟，頡東昇，何國梁。加味茵陳五苓散對免疫性肝損傷保護作用及其機理研究 [J]，2009

[101] 織田真智子。五苓散對 CCL4 致肝損害的作用 [J]，2000

[102] 韓宇萍，王寧生，宓穗卿等。五苓散對腎性高血壓大鼠降壓作用的實驗研究 [J]，2003

[103] 王東生，陳方平，袁肇凱等。茵陳五苓散對動脈粥狀硬化大鼠蛋白質組學的影響 [J]，2005

參考文獻

[104] 黃海,高展翔。加味茵陳五苓散對高尿酸血症大鼠黃嘌呤氧化酶活性的調節作用 [J],2010

[105] 王付。經方實踐論 [M],2006

[106] 王階,張允嶺。經方名醫實踐錄 [M],2009

國家圖書館出版品預行編目資料

祛溼要方五苓散 / 楊建宇，陶弘武，李瑞琪 主編. -- 第一版. -- 臺北市：崧燁文化事業有限公司, 2025.03
面； 公分
POD 版
ISBN 978-626-416-344-6(平裝)
1.CST: 藥方 2.CST: 中藥方劑學
414.6　　　　　　　　114002912

祛溼要方五苓散

主　　　編：楊建宇，陶弘武，李瑞琪
發　行　人：黃振庭
出　版　者：崧燁文化事業有限公司
發　行　者：崧燁文化事業有限公司
E - m a i l：sonbookservice@gmail.com
粉　絲　頁：https://www.facebook.com/sonbookss/
網　　　址：https://sonbook.net/
地　　　址：台北市中正區重慶南路一段 61 號 8 樓
8F., No.61, Sec. 1, Chongqing S. Rd., Zhongzheng Dist., Taipei City 100, Taiwan
電　　　話：(02) 2370-3310　　　傳　　　真：(02) 2388-1990
印　　　刷：京峯數位服務有限公司
律師顧問：廣華律師事務所 張珮琦律師

-版權聲明

本書版權為中原農民出版社所有授權崧燁文化事業有限公司獨家發行繁體字版電子書及紙本書。若有其他相關權利及授權需求請與本公司聯繫。

未經書面許可，不可複製、發行。

定　　　價：420 元
發行日期：2025 年 03 月第一版
◎本書以 POD 印製